目录

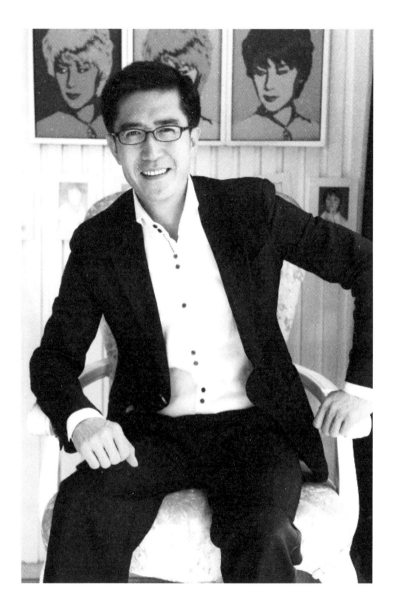

前　言

　　早在 1890 年，法国一位年轻的画家兼批评家莫里斯·德尼就在一篇名为《新传统主义》的文章中写到："一幅画，在它是一匹战马、一个裸女，或是一则奇闻逸事之前，本质上是一个覆盖了以一定秩序汇集在一起的色彩的扁平平面。"

　　德尼的这一宣称，看似稀松平常，实为平地惊雷——自古希腊尤其是历经文艺复兴，所积淀起的深厚的古典主义传统，向来极为重视艺术家对于古典文化的熟稔以及对于重大高贵主题的把握：宗教（题材）高于历史（题材），历史（题材）胜过人物（题材），人物（题材）优于风景（题材），而风景（题材）赛过静物（题材），可谓尊卑有序等级森严，而德尼对于绘画认知的激进宣言，将迅速与现代主义绘画实践以及罗杰·弗莱、克莱夫·贝尔等形式主义美学理论结盟，彻底终结古典艺术的神圣法则与箴言，仅仅不到半个世纪，画家们就开始津津乐道"有意味的形式"，神圣有序的主题已然无人问津。

从尊卑有序的主题到有意味的形式，不仅标志着现代主义之于古典艺术的胜利，而且更重要的是：这种绘画认识论的激进改写，象征着一种根本的哲学上人类认知模型的无限可塑性：1912 年，当年轻的法国画家马歇尔·杜尚，把自己绘制的《下楼梯的裸女》送去参加立体主义展览，却因这幅画风格模糊混杂着些许未来主义元素遭到拒绝的时候，杜尚认识到：这帮标榜着先锋与革命的立体主义者，在反对学院派陈腐保守的艺术趣味成功之后，却浑然不觉自己也成为了新的保守和僵化的力量。杜尚后来放弃了绘画，选购一只男用小便器并签上名字送去参加展览，杜尚用雪铲、自行车轮、小便器等生活中的现成品抛出一个更加激进而开放的艺术姿态：艺术，不在于稀有、技艺、材料和媒介，而完全取决于艺术家的眼光和选择，50 年后，波普艺术的席卷全球，再次佐证了"艺术认知型"随时代而不断变迁的流动特质。

现在，波普艺术的黄金时代已经又过去了半个世纪，当 1964 年安迪·沃霍尔展出布利洛盒子的时候，哲学家阿瑟·丹托遭遇了这些盒子并大为震惊，阿瑟丹托提出的问题是：当艺术品与普通的生活用品无法用肉眼区分的时候，究竟是什么使得安迪·沃霍尔的布利洛盒子成为了艺术品，而超市货架上的却不是。丹托的回答是："为了把某物看成是艺术，需要某种肉眼所不能察觉的东西——一种艺术理论的氛围，一种艺术史的知识，一个艺术界"，丹托的意思通俗一点来讲，就是艺术之所以是艺术，完全取决于特定的艺术理论与艺术史眼光，不具备这种理论与眼光，则无法把某物理解为艺术。

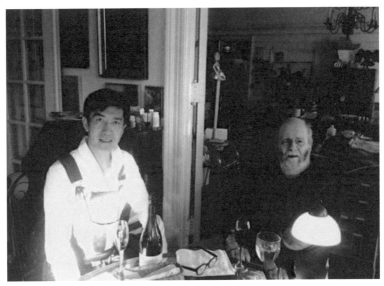

韩啸与美国著名艺术批评家、哲学家阿瑟·丹托（Arthur Dentau）论艺术

2013 年 10 月 25 日，阿瑟·丹托，这位提出了"艺术世界"、"艺术的终结"等一系列核心概念，再次改写 20 世纪后半期当代艺术认知的哲学家溘然仙逝，全球艺术界纷纷撰文悼念。笔者曾于 2012 年有幸拜访过丹

托先生，丹托先生对笔者将整形手术与当代艺术相结合的坚定理念与执着努力十分感兴趣，并给予了极大的肯定与鼓励，这让笔者倍感鼓舞和欣慰。笔者十多年来砥砺探行的整形艺术，深感作为艺术手段的外科技术的实施和观赏门槛之高，限制了手术作为经典艺术的传播和欣赏：即使抛开近代外科医生的准入门槛极高，即使在有外科历史以来，它也比绘画雕塑以及其他工艺的学习要困难许多；另一方面，参观者如不具备充分的专业知识，也难以欣赏创作的过程之美，即使是作为整形的人体美，对"修改后"的人体之美也缺乏理论和实践上的欣赏理解共识。作为当代观念艺术更缺乏艺术史与艺术理论学理分析，理解身体在社会手术刀下改造的命题。

世人皆知琴棋书画国油版雕等传统艺术，颇需时日练习技艺，却不知整形美容更需旷日持久精细严苛的技艺磨炼；众人皆道传统艺术匠心独运博大精深，却不知整形医师在人体的画布上运刀行线，更需颖悟绝伦慧心巧思的雄韬取舍……无论是从根本的艺术发生学学理的角度，还是从纯粹的艺术哲学角度，艺术，无论是作为一种活动，还是作为一种经验，虽有其特殊性，但终究与人类其他领域的活动与经验有着极为密切的联系和共通之处。无论是贡布里希爵士，还是哲学家约翰·杜威，无不在其20世纪的著作中朝斯夕斯念兹在兹地提醒我们这一点。然而不幸的是：经由现代主义艺术近两个世纪的"为艺术而艺术""纯粹艺术"的话语规训，再加之我们源远流长的传统美学陶染和现当代艺术理论的匮乏，普通艺术爱好者，绝难在跨学科的较为抽象的思辨层次上，反思自己对于传统艺术分类和艺术范式的执念，进而洞穿和领悟整形手术与一切艺术活动、艺术经验的相通之处以及整形手术开拓艺术边界的无限可能。

人类的存在，曾以种种宗教作为存在之根基意义之源本，而当上帝死了的时候（尼采语），人类实际上是可以脱离宗教的世界观来追求超人（尼采语）之存在，我们迷恋原始和自然，但我们早已走出原始和自然，实际上没有人与自然的分离和对抗，也就不会有人类今天灿烂辉煌的文明。无需多言的是，人类的艺术，同样有着悠久而多样化的范式和惯习，然而，艺术真正宝贵和有趣的地方，却不是这些固有的范式和惯习本身，而是打破和更新艺术范式和边界的无限可能性。

笔者结集探索整形之为当代艺术，整形与身体理论、消费理论、性别理论、生存美学等当代艺术议题，虽千言万语，奈何志大才疏，且性情慵懒、不求其解，希望能够抛砖引玉，激发更多的整形与生活相缝合、跨学科形塑艺术认知的新的讨论和可能，也望广大同道不吝指教。

第 I 章

三言两语说艺术

艺术的定义
古典艺术与现代艺术
当代艺术

艺术的定义

人类创造了艺术，艺术伴随着人类，那么，什么是艺术？当画家将一块空白画布当作艺术品展览时，当作家将打字机自动敲出的符号当成小说发表时，当整形医生通过手机直播软件做隆胸手术直播时，你是否会问：这就是艺术吗？

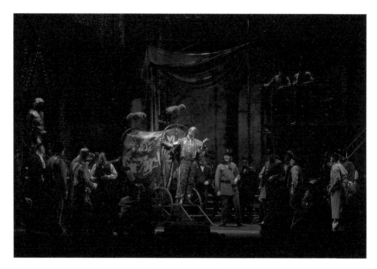

歌剧《浮士德》

艺术是人类对世界的认识或反映，从主观性而言，既是对世界表象的、感性的认识，同时又是对世界本质的、通过深刻思考而达到理性的认识，艺术是两者的统一。只有从起源与本质上进行深入探索，才能真正认识到"什么是艺术"。

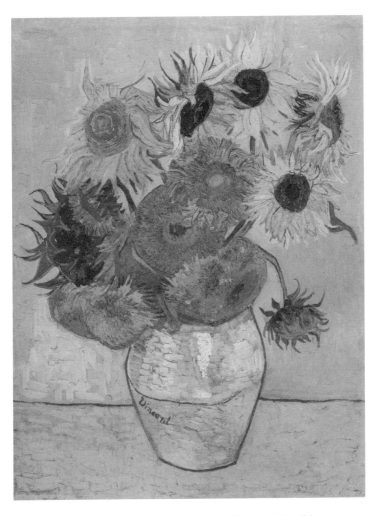

文森特·梵·高（Vincent Willem van Gogh）《向日葵》

1. 艺术的起源

艺术的起源是一个关系到艺术的本质、艺术的发生的问题，长期以来，很多人从理论上进行了探索，并提出了不同的观点。根据史前艺术遗迹和考察现存原始部落的艺术形态，进而产生许多较为有影响力的学说。目前的普遍观点认为，艺术是在多种因素共同作用下形成的，是以劳动为前提、以情感和游戏为动力、以巫术为中介、以模仿为手段，其基本的发展线索是从实用到审美。

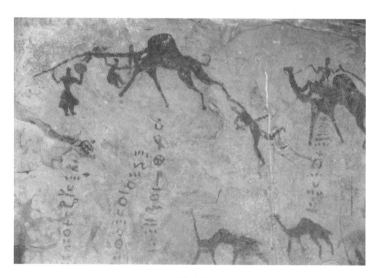

原始艺术

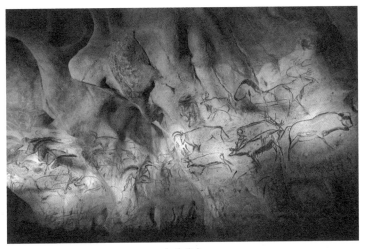

史前艺术

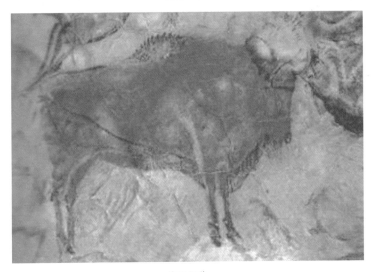

壁画细节

2. 艺术的本质

传统的诗歌、小说、音乐、舞蹈是艺术,现代主义多元化的创作是艺术,后现代主义中的一幅白色画布甚至静静地坐着也是一种艺术,这些现象都涉及了艺术的本质问题。这种对艺术本质的探究,概括起来主要有以下几种说法。

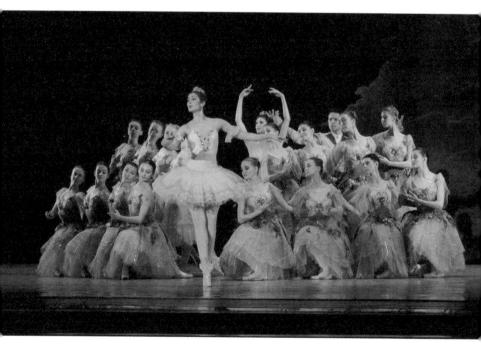

舞剧《睡美人》

整形美容与当代艺术

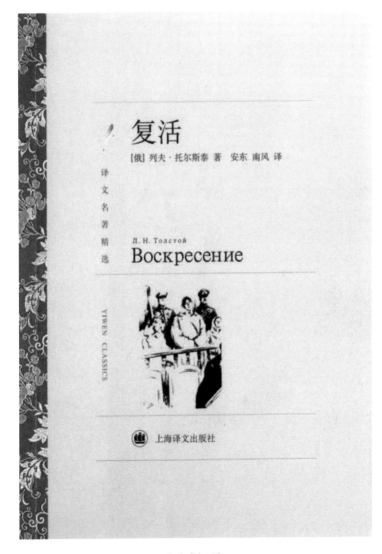

小说《复活》

主观精神说

代表人物: 伊曼努尔·康德(Immanuel Kant)、弗里德里希·威廉·尼采(Friedrich Wilhelm Nietzsche)

"主观精神说"是由德国古典美学的代表人物康德提出的,他认为,艺术源于人的主观精神,而并非是"美的理念"。艺术是审美的表现,而审美的根据是主观的。康德的这种意志自由论成为了后来唯意志主义的思想来源之一。

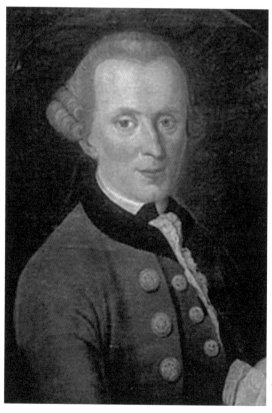

伊曼努尔·康德
(Immanuel Kant)

整形美容与当代艺术

德国的另一位哲学家尼采也有相同看法，他认为："人的主观意志是世界上万事万物的主宰，是历史发展的根本动力。"人的主观意志，成为艺术创作的动力。

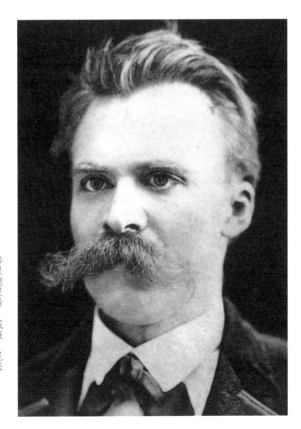

弗里德里希·威廉·尼采
（Friedrich Wilhelm Nietzsche）

模仿说

代表人物：柏拉图（Plato）、亚里士多德（Aristotle）、车尼古拉·加夫里诺维奇·车尔尼雪夫斯基（Nikolay Gavrilovich Chernyshevsky）

"模仿说"是在古希腊早期流行的观点。柏拉图认为，艺术是对现实的模仿或再现。柏拉图曾在他的《理想国》中举过一个典型例子，他说："床不是有三种吗？第一种是在自然中本有的，我想无妨说是神制造的，因为没有旁人能够制造它；第二种是木匠制造的；第三种是画家制造的。画家制造的艺术中的'床'只是模仿者，是模仿神和木匠制造的。"

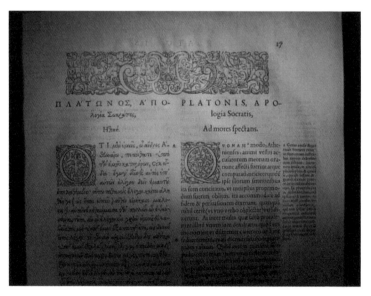

《理想国》导读

整形美容与当代艺术

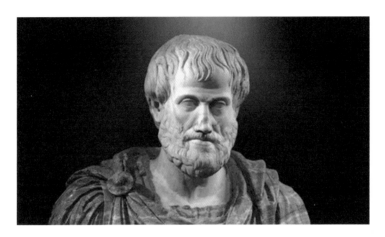

亚里士多德（Aristotle）

亚里士多德则认为，只有具体存在的事物才是"第一实体"。他强调现实世界是真实的，模仿现实世界的艺术必然也是真实的。而且，他认为艺术是通过与哲学的密切关系来揭示真实世界的。

俄国的车尔尼雪夫斯基将亚里士多德的思想加以发展，他认为，艺术与现实的关系是摹本和蓝本的关系，艺术的价值就是对生活做出注解、评判，提出或解决生活中所产生的问题。

模仿学说将艺术的本质置于唯物论中，深刻体现了辩证的理性思维，开拓了美学的新思维领域，奠定了后世美学的基础。

三言两语说艺术

表现学说

代表人物：贝奈戴托·克罗齐（Benedetto Croce）、列夫·尼古拉耶维奇·托尔斯泰（Leo Tolstoy）、西格蒙德·弗洛伊德（Sigmund Freud）

自 19 世纪后期以来，艺术起源于"表现"的说法在西方文艺界具有了较大影响，流行于现代西方的各种美学思潮。它将艺术看成是人类内心情感的宣泄与外化，艺术只属于它自身，也就是"为艺术而艺术"。

克罗齐认为艺术同样是一种直觉，因为艺术作为一种表现形式，从来都没有人反对过，于是当"直觉＝表现"成立时，艺术也就自然而然地与直觉联姻了。强调艺术的自律性，是西方 18、19 世纪唯美主义艺术的理论总结。

尼古拉·加夫里诺维奇·车尔尼雪夫斯基
（Nikolay Gavrilovich Chernyshevsky）

另一位表现说的代表人物是俄国作家托尔斯泰，他在《艺术论》中指出，艺术是美，是用动作、线条、色彩、声音以及言词所表达的艺术形象，并且使别人也能体验到同样的感情。

弗洛伊德提出，表现论是现代社会的产物，它折射出了工业文明对人精神的影响，对人无意识的压抑。他认为，艺术是人无意识的表现，是欲望的升华。

在这种理论的影响下，西方现代社会出现了一大批现代艺术流派及意识流的作品，如表现主义、未来主义、存在主义等流派，作品中体现了无意识的自然流动，如毕加索的绘画作品《格尔尼卡》、波德莱尔的诗歌集《恶之花》、艾略特德的长诗《荒原》等，都将表现论推向了前所未有的高度。

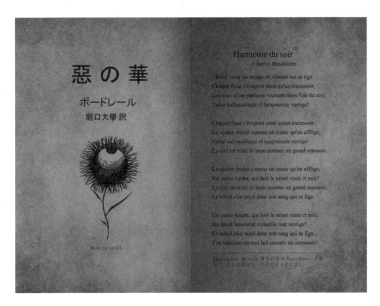

诗歌集《恶之花》

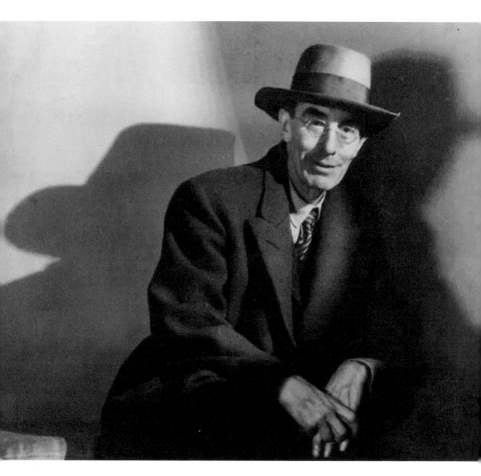

罗杰·弗莱（Roger Fry）

形式主义学说

代表人物：罗杰·弗莱（Roger Fry）、克莱夫·贝尔（Clive Bell）、苏珊·朗格（Susanne K.Langer）

形式主义根植于 19 世纪下半叶的美学、艺术理论和各种艺术运动中，对于艺术创作者而言，认识形式主义，对个体的艺术创作具有极大意义。

罗杰·弗莱认为，领会艺术含义的跳板并不是渊博的学问和丰富经验的积累，而只简单地要求面对形状、线条及色彩所构成的整体有一种开放的心境和一双敏锐的眼睛。其对于艺术家的能力表现，提出了一个新的要求。

克莱夫·贝尔更是明确地表示，所有美学体系的出发点，必须是某种独特情感的个人体验，能够唤起这种独特情感的作品才能被称之为艺术品。

苏珊·朗格也同意贝尔对于艺术本质的看法，他认为，各种艺术之所以具有一致性，就在于那种有意味的形式存在。他用情感的符号形式来定义艺术，将贝尔只适用于视觉艺术的"有意味的形式"扩大到了节奏、旋律、比例、色彩等一切艺术领域。

3. 艺术无法被定义

综合以上观点可以看出，在不同的时代背景下，人们对于艺术的定义也各不相同。在本书中，笔者认同英国分析美学家、维特根斯坦美学理论继承者——莫里斯·韦兹（Morris Weitz）的观点，即"艺术是不可定义的"。

20世纪奥地利哲学家维特根斯坦在阐述语言的本质时指出，我们应该以家族相似性去做类比，进而思考问题。比如在一个大家庭中，家庭成员之间几乎没能共享哪怕一丁点儿的体貌特征，却会存在一系列交叉但又有所不同的相似之处。

莫里斯·韦兹将这种观点应用到了艺术概念上，他认为，艺术作品具有通过一种"相似的组成部分"或是"家族相似"，而获得它们特征的，并不存在一种共同的种类。艺术本身在不停地发展，新的艺术品在不断地打破旧的类别划分。新的作品能否与旧的作品在相同的概念下划分同类，这个问题本身就需要探讨。因此，对艺术下一个行之有效的定义是根本不可能的。

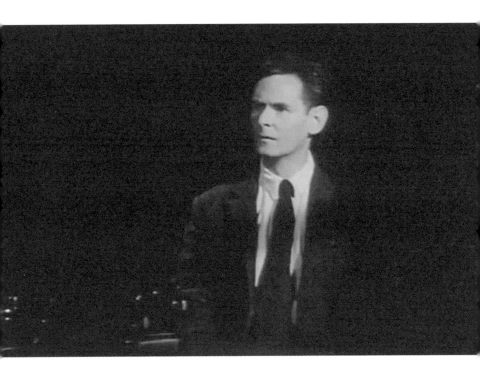

莫里斯·韦兹（Morris Weitz）

古典艺术与现代艺术

1. 古典艺术

代表人物：列奥纳多·迪·皮耶罗·达·芬奇（Leonardo Di Ser Piero Da Vinci）[1452－1519]、米开朗基罗·博纳罗蒂（Michelangelo di Lodovico Buonarroti Simoni）[1475－1564]、拉斐尔·桑西（Raffaello Santi）[1483－1520]

代表作品：《最后的晚餐》、《蒙娜丽莎》、《创造亚当》、《西斯廷圣母》

达·芬奇既是艺术家又是科学家，他的代表作《最后的晚餐》、《蒙娜丽莎》均是世界名画。

米开朗基罗在雕刻、绘画和建筑等各方面都留下了典范之作，他塑造的人物形象雄伟健壮，气魄浑宏。

而拉斐尔则以塑造了圣母形象而闻名，他笔下的圣母寓崇高于平凡，被誉为是美和善的化身，体现了人文主义的美好理想。

古典艺术出现于14-16世纪欧洲的文艺复兴时期，以古希腊和古罗马艺术为典范，创造了最符合现实人性的崭新艺术。古典艺术的审美特点是画面真实生动、形象高贵典雅、构图稳定合理、造型严谨明晰、色彩纯净明丽。题材多表现传统神话、宗教、历史典故。

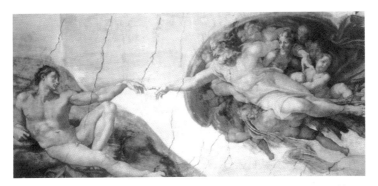

米开朗基罗·博纳罗蒂（Michelangelo di Lodovico Buonarroti Simoni）
《创造亚当》

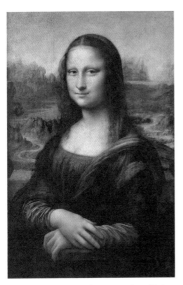

列奥纳多·迪·皮耶罗·达·芬奇
（Leonardo Di Ser Piero Da Vinci）
《蒙娜丽莎》

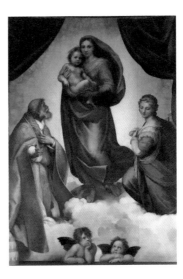

拉斐尔·桑西（Raffaello Santi）
《西斯廷圣母》

2. 现代艺术

代表人物：巴勃罗·鲁伊斯·毕加索（Pablo Picasso）[1881-1973]、亨利·马蒂斯（Henri Matisse）[1869-1954]、爱德华·蒙克（Edvard Munch）[1863-1944]、皮特·蒙德里安（Piet Cornelies Mondrian）[1872-1944]、马塞尔·杜尚（Marcel Duchamp）[1887-1968]、萨尔瓦多·达利（Salvador Dalí）[1904-1989]

代表作品：《亚威农少女》、《带绿色条纹的马蒂斯夫人像》、《呐喊》、《红、黄、蓝与黑色栏杆》、《泉》、《记忆的永恒》

现代派起源于19世纪末至20世纪60年代的西方艺术，与传统文艺分道扬镳的各种艺术流派和思潮具有前卫特色，是资本主义现代工业化的体现。

现代艺术的主要派别包括印象派、野兽派、立体派、表现主义、抽象主义、达达主义、超现实主义、超级写实主义、波普艺术等。

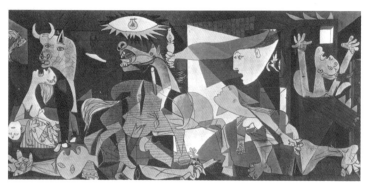

立体主义

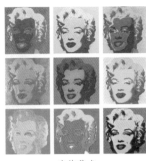
波普艺术

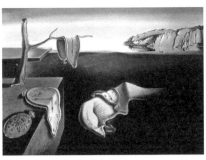
超现实主义

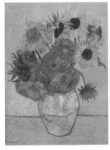
后印象主义

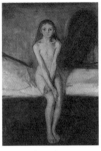
表现主义

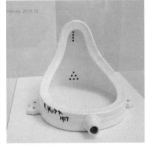
达达主义

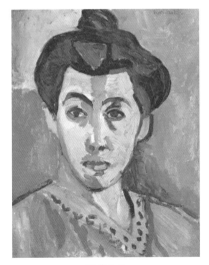
野兽主义

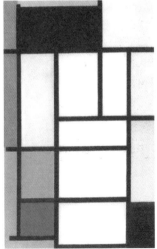
抽象主义

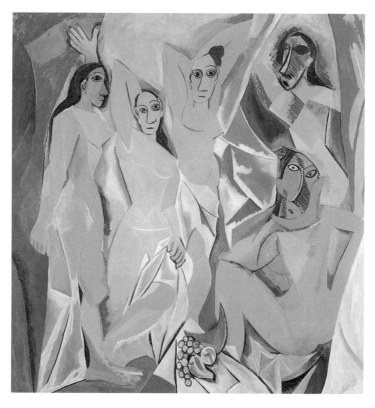

巴勃罗·鲁伊斯·毕加索（Pablo Picasso） 《亚威农少女》

整形美容与当代艺术

巴勃罗·鲁伊斯·毕加索（Pablo Picasso）

代表作品：《亚威农少女》

《亚威农少女》完成于 1907 年，是立体主义流派将领毕加索深受非洲原始雕刻影响而转向一种新画风的探索，也是第一张有立体主义倾向的作品。这幅不可思议的油画不仅是毕加索个人艺术上的重大转折，也是法国立体主义新局面革命性的突破，甚至波及到了多个领域，奠定了毕加索在立体主义画派的风云人物地位。

早年的毕加索生活贫困，居住在巴塞罗那的亚维农大街，这幅画的原型就是这一条街上的妓女们。画面背景以蓝色为衬托，五个裸女以病态的身姿，摆出招摇和引诱的姿态，展现出一种狞厉可怕的艺术表现力，给人以极强的视觉冲击。

立体派之所以成为当代艺术和传统艺术的分水岭，是因为它打破了过去画家从一个角度看待事物的局面。他们从多个角度去观察，把这种时间的变化、视角的变化、体验的变化做得更彻底，甚至让画面更加支离破碎。在《亚威农少女》中，五个裸女和一组静物组成了一幅具有形式意义的构图，并开启了一种在二维平面上表现三维空间的新手法。

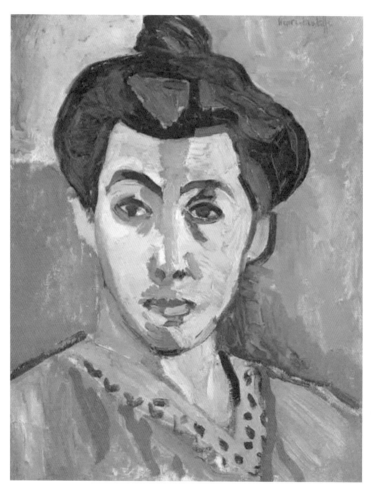

亨利·马蒂斯（Henri Matisse） 《带绿色条纹的马蒂斯夫人像》

亨利·马蒂斯（Henri Matisse）

代表作品：《带绿色条纹的马蒂斯夫人像》

马蒂斯是野兽派的创始人及核心代表人物。其代表作《带绿色条纹的马蒂斯夫人像》将野兽主义表现得淋漓尽致。该画中运用了大块的色彩对比，这里的色彩完全是主观感受的产物，而绝非客观的如实模仿。强烈的色彩碰撞改变了传统好画的概念，其美感来自于韵律与线条本身，这是一个对美向内在探索的过程，是一个从观察到描摹再到认知的过程。

野兽主义画派得名于 1905 年巴黎的秋季沙龙展，一群以马蒂斯为首的青年画家用色用笔皆大胆奔放甩开传统，展示出他们随意而又无拘无束的作品，但却被评论家嘲弄为"野兽派"，从此"野兽派"便不胫而走。

野兽派就像回到了一个最原始的孩童时期，他们热衷于运用鲜艳、浓重的色彩，以直率、粗放的笔法创造强烈的画面效果，他们通过作品来表达情感。

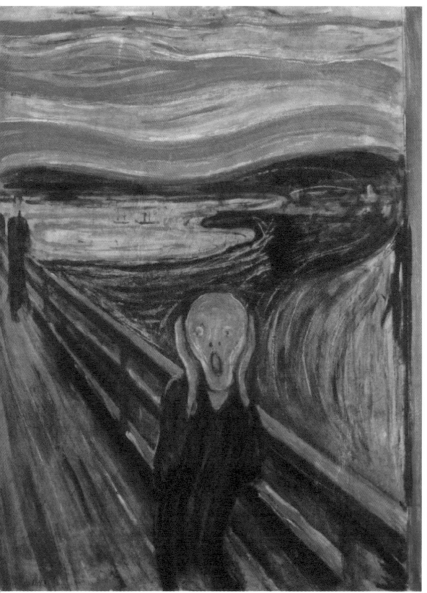

《呐喊》

爱德华·蒙克（Edvard Munch）

整形美容与当代艺术

爱德华·蒙克（Edvard Munch）

代表作品：《呐喊》

爱德华·蒙克是具有世界声誉的挪威画家，表现主义艺术的先驱。由于童年时期父母双亡的不幸经历在其心灵深处打下不可磨灭的印记，这使他的绘画带有悲伤压抑的情调与强烈的主观性。

1890 年，在哲学与美学的影响下，他努力挖掘人类心灵的各种状况，以此开始着手创作他一生中最为重要的系列作品《生命的饰带》。这套组画题材范围广泛，以表现"生命、情爱和死亡"为基本主题，采用象征与隐喻的手法，揭示了人类"世纪末"的忧虑及恐惧。举世闻名的《呐喊》完成于 1893 年，是这套组画中最为强烈和最富刺激性的一幅，也是他的艺术成熟期。在画中，蒙克以极度夸张的笔法描绘了一个声嘶力竭尖叫呐喊的人物，那种在无垠宇宙中的恐惧、迷惘、疏离和孤独，表现得淋漓尽致。

表现主义是艺术家通过作品着重表现内心的情感，而忽视对描写对象形式的摹写，而且通过对现实扭曲及抽象化的表现来表达恐惧的情感。因此，表现主义很少有欢快色彩的作品。

皮特·蒙德里安（Piet Cornelies Mondrian）

代表作品：《红、黄、蓝与黑色栏杆》

蒙德里安在经历了荷兰画派、印象画派及表现主义的洗礼后，于1914年回到荷兰创立风格派，提倡独树一帜的新造型主义。他将新造型主义视作一种表现手段，通过这种抽象符号把丰富多彩的大自然简化成了有一定关系的表现对象。他认为："唯有纯造型才能完成最后的抽象。在造型艺术中，真实性只能通过形式和色彩，有动势的运动的均势才能表现出来，纯手段才是提供达到这一点的最有效方法。"

《红、黄、蓝与黑色栏杆》这一风格的作品几乎代表了蒙德里安所有对冷抽象的诠释。简简单单的红黄蓝、直线交错的格子和大大小小的色块填充组合在一起，给人以强烈的视觉冲击力，构成感十足。图像富于变化，简洁明了。他所创作的冷抽象画作中没有任何能被我们理解的内容存在，而只有构图。然而，他发现构图本身就能够产生美了。这是一个巨大的突破，代表美术向着更抽象的层次探索。

皮特·蒙德里安作为荷兰抽象主义先驱画家，其作品被称为"几何抽象艺术"。他以几何图形为绘画基本元素，努力探寻比例与分割的关系，以设计格子色彩的搭配、形状大小，使画面更加均衡并富有美感，又不乏秩序与理性，对后来的建筑、设计等影响很大。

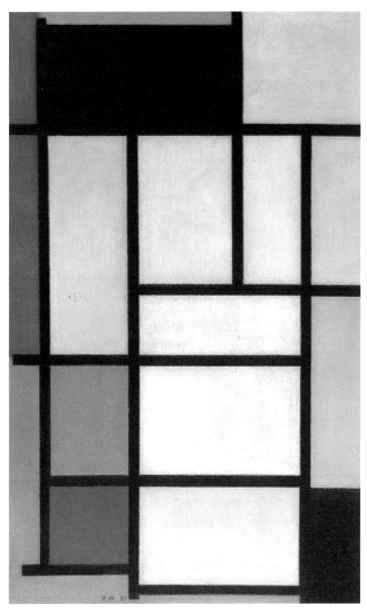

皮特·蒙德里安（Piet Cornelies Mondrian）

《红、黄、蓝与黑色栏杆》

三宝两语说艺术

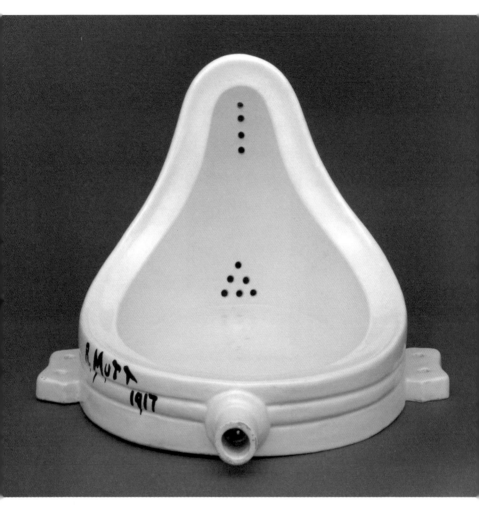

马塞尔·杜尚（Marcel Duchamp） 《泉》

马塞尔·杜尚（Marcel Duchamp）

代表作品：《泉》

马塞尔·杜尚，出生于法国，1954年加入美国籍，是纽约"达达"艺术运动的创始人，也是20世纪的先锋艺术家。他的出现改变了西方现代艺术的进程。可以说，西方现代艺术，尤其是第二次世界大战之后的艺术，主要是沿着杜尚的思想轨迹进行的。

达达主义艺术运动（1916-1923）是一种无政府主义的艺术运动，由一群年轻的艺术家和反战人士领导，它在艺术中否定传统文化、理想，提倡发现真正的现实。

杜尚是一个怪诞的艺术家，什么都是艺术，什么都不是艺术；艺术可以有任何形式，艺术品可以由任何东西制成。他的艺术作品被称为"现成物"，就是将日常生活物品信手拿来，稍作或者不作修改就变成艺术作品。

杜尚完全剥离了艺术传统的审美，他崇尚自由，并冲破了艺术的一切束缚。1915年他的第一件"现成物"作品雪铲首次推出。1917年，他的新作——签有他名字的男士小便池，出现于美国独立艺术家协会举办的展览上。此举震惊了整个艺术界，同时也引起各大艺术家和评论家的不满及抗议。他以现成品的表现手段完成了一次彻底的革命，这一举动被看做具有划时代的意义。

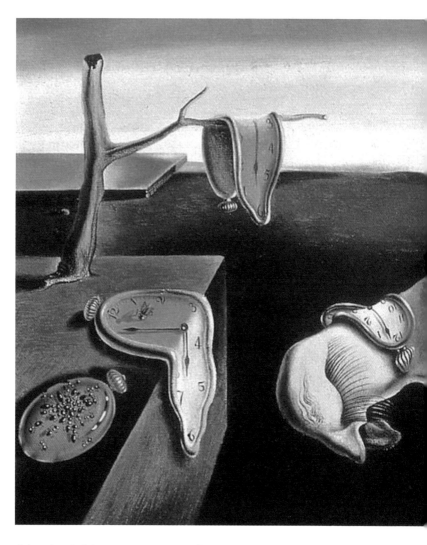

萨尔瓦多·达利（Salvador Dalí） 《记忆的永恒》

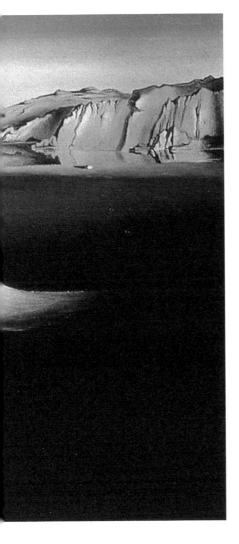

萨尔瓦多·达利

（Salvador Dalí）

代表作品：《记忆的永恒》

　　《记忆的永恒》是超现实主义画家达利完成于1931年的经典名作，它受到弗洛依德的启迪，表现了一个错乱的梦幻世界。在画中我们看到了无垠的海滩，似马非马的怪物，残枝枯树下柔软变形的钟表。在他所描绘的梦境中，以一种稀奇古怪、不合情理的方式，将普通物象变形、扭曲或者并列。达利对这些物象的描绘精细入微，试图将只存在于意识或者潜意识里的景象真实逼真无误地表现出来。达利图中荒诞怪异的表现，在某种程度上表达了对一战背景下那种荒诞现实的嘲讽，也画出了一代人内心深处的不安与"无意识"的荒诞。

　　超现实主义以所谓"超现实"、"超理智"的梦境、幻觉等作为艺术创作的源泉，使传统对艺术的看法有了巨大的改变。

当代艺术

1. 世界当代艺术代表人物

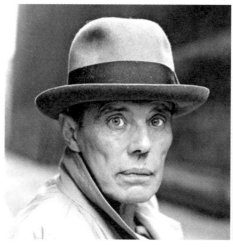 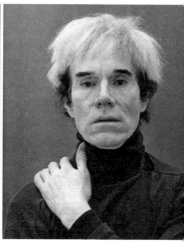

[德] 约瑟夫·博伊斯
（Joseph Beuys）

[美] 安迪·沃霍尔
（Andy Warhol）

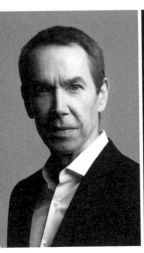 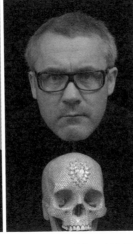 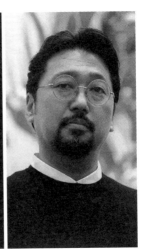

[美]杰夫·昆斯　　　[英]达明安·赫斯特　　　　[日]村上隆
（Jeff Koons）　　　（Damien Hirst）　　　（Murakami Takashi）

2. 当代艺术

当代艺术兴起于 1960 年，在内涵上指具有现代精神、具备现代语言、有意识反映现代主义信条的艺术。主要是在作品中感受艺术家对于今天的文化现实、社会生活中所表达的"当代性"，在作品中寻找艺术家的想象力及思想痕迹。在全球化的环境之下，当代艺术的表达方式更具时代性，艺术风格大多与今天人们的感受相吻合，具有着强烈的拯救意识及现代性。

艺术家置身的是当今的社会背景和文化环境，面对的是今天的现实，再通过形式化的表达方式来呈现到作品中，他们的作品就必然反映出今天的时代特征。当代艺术由于其语境的特殊，已融入到艺术表现的多元汇合中。它针对历史、经典话题、观念形式、情感形式、心理形式在表现上进行当代性及当代感的转化。当代艺术是时代的前沿，被赋予了形式含义并灌注到艺术家的作品中，能反映一个时代。

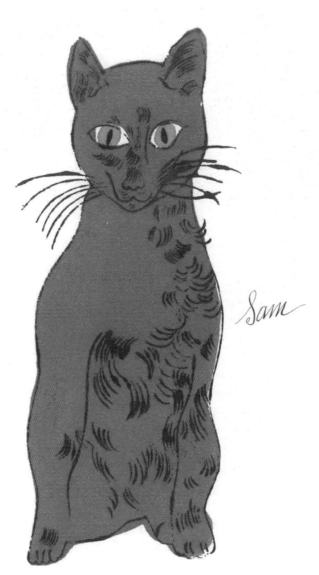

安迪·沃霍尔（Andy Warhol）　《山姆小猫》

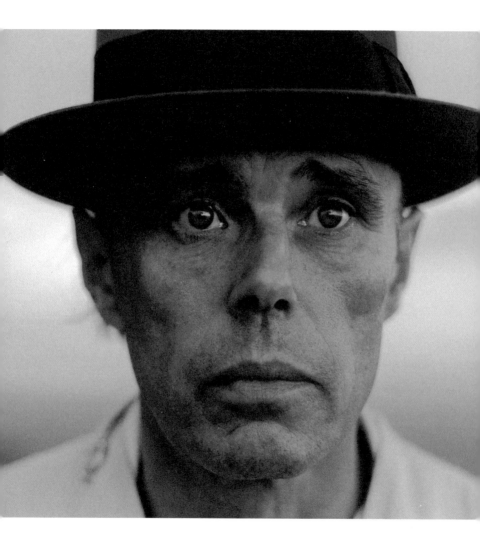

［德］约瑟夫·博伊斯（Joseph Beuys）

整形美容与当代艺术

约瑟夫·博伊斯
(Joseph Beuys)

约瑟夫·博伊斯（1921–1986），德国 20 世纪极富盛名的艺术家，提出了"人人都是艺术家"的观念，这一理论对西方艺术家产生了非常深远的影响。

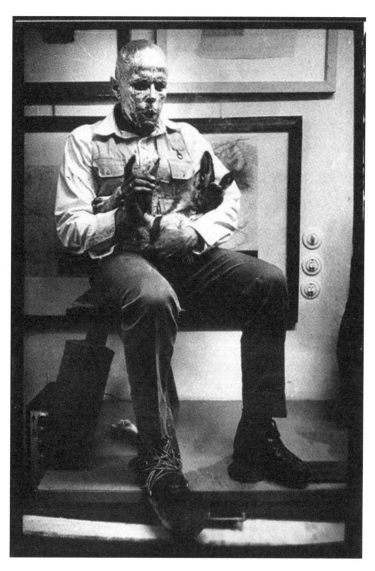

约瑟夫·博伊斯（Joseph Beuys）

《如何向死兔子解释绘画》

博伊斯像传道士一样，向人们传递着他的精神信仰和人道主义。这件名为《如何向死兔子解释绘画》是他个人的第一次行为艺术作品。在作品中，他的面部及头部贴满了铂金，右脚被附在钢板上的绳子所缠绕，左脚踩在一块毛毡垫子上，怀抱着一只死去的兔子，在挂满他作品的走廊里踱步，并向野兔解释着何为艺术。

　　创作意图：脸上的颜料覆盖表示了生命的强制性，鞋底的钢制板意指客观的世界规律，而左脚的软毛毡则代表精神世界的柔软与温暖。对于博伊斯而言，艺术不是游戏，不是娱乐，而是疗救。

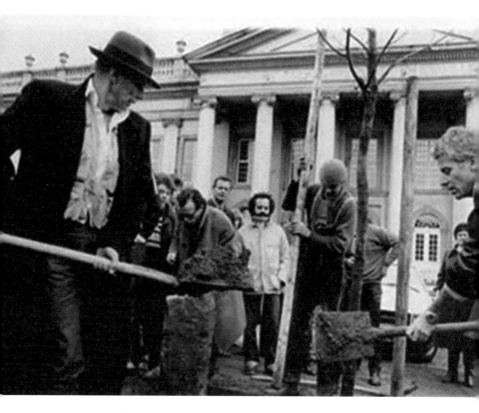

约瑟夫·博伊斯（Joseph Beuys）

《给卡塞尔的 7000 棵橡树》

给卡塞尔的 7000 棵橡树

博伊斯于 1982 年在卡塞尔市内的农场美术馆前种下了第一棵橡树，并为此次活动起名为"给卡塞尔的 7000 棵橡树"。在这一象征性举动之后，一批批的爱好者、追随者也自发地种下了橡树，历时 5 年，认养的树远远超过了 7000 棵。

"给卡塞尔的 7000 棵橡树"是博伊斯设计并发起的一项公共艺术行动计划，橡树用来代表日耳曼的灵魂，通过种植一棵橡树和一个花岗石的象征性举措及实践仪式，让人们与所处的环境产生关联，又让所处的场景和周遭隔离开来。博伊斯的作品强调人与自然的深层关系，正如他所说的："我们需要社会艺术的精神性泥土，通过它，让所有的人变成创造者，能够掌握世界。"

博伊斯的很多作品，都秉持着"概念艺术"与社会实践（social practice）的先驱意识，让观望者也参与到艺术的完成之中，而非艺术家们亲力亲为。在这种表现形式下，艺术不再是作品的物件组合，而成了观念的传播者。

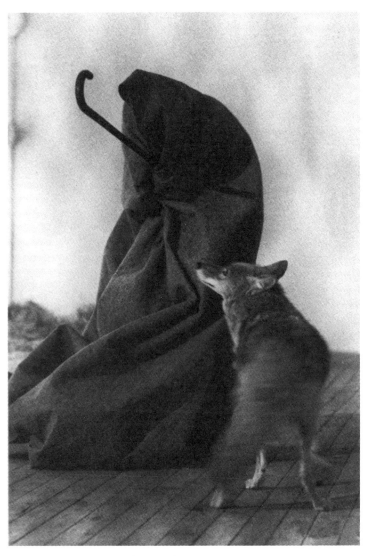

约瑟夫·博伊斯（Joseph Beuys）
《我爱美国、美国爱我》

我爱美国、美国爱我

1974 年，博伊斯在美国举行了一场轰动一时的名为"我爱美国、美国爱我"的行为艺术表演，在此次表演中，博伊斯的双眼被蒙住，并用毛毡将自己包裹起来，一起与印第安小狼在笼子里共处 5 天。起初小狼和博伊斯相处得并不愉快，到最后他们互相搂着同睡在了草丛里。在这个充满神秘的行为艺术中，博伊斯将自己与美国的关系暗喻成和印第安小狼的相处，除此之外他对美国始终视而不见，凸显出其对美国浅显文化以及现代化生活、消费社会中的物质堕落的批判和文化情绪上的抵触。

博伊斯的艺术经历烙印着强烈的历史痕迹。他的"社会雕塑"和"扩张的艺术观念"正是以一种充满历史及社会关怀的德国方式对美国文化的"深度削平"，与实用主义进行了有效的对抗。

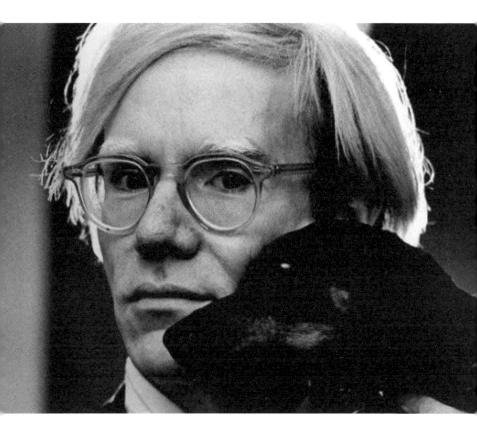

［美］安迪·沃霍尔（Andy Warhol）

安迪·沃霍尔
(Andy Warhol)

安迪·沃霍尔 (1928-1987) 波普艺术的开创者，也是对波普文化影响最大的艺术家，他的作品中充满了流行文化、创新和美国梦。

安迪·沃霍尔摧毁了艺术的"等级制度"，打破了艺术的界限，让每个阶层都能够成为艺术家。除了是波普艺术的领袖和标志性人物外，他还是作家、作曲者、电影制片人、出版商，是纽约社交界、艺术界大红大紫的明星式艺术家。

安迪·沃霍尔是一个能把艺术变成日常消费品之一的艺术家，带有强烈的二十世纪中叶的美国时代特色。他的经典作品《玛丽莲·梦露》完成于1967年，玛丽莲·梦露作为性感与流行的符号，在这幅图片里像垒砖墙一样重复排列着。在这个色彩单调、排列简单的画像中，安迪·沃霍尔大规模地复制头像，也映射了20世纪60年代兴起的大众流行文化的思潮，以及浮躁的商业化社会中人们的空虚与迷惘。

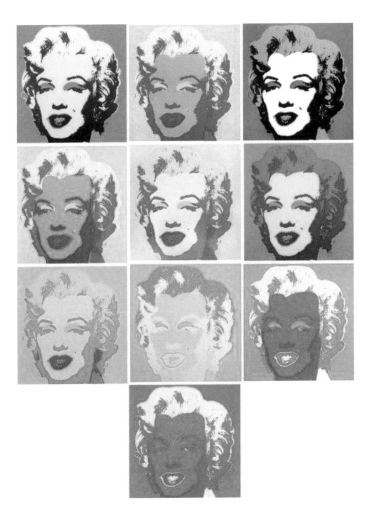

安迪·沃霍尔（Andy Warhol）

梦露系列（周日早间版）

杰夫·昆斯
(Jeff Koons)

　　杰夫·昆斯，1955 年出生于纽约宾夕法尼亚州，毕业于马里兰艺术学院和芝加哥艺术学院。昆斯在纽约市生活和工作。他成名于二十世纪 80 年代，是当代波普艺术的探索者，是战后最有影响力、美国最受欢迎，也最具争议的艺术家之一。被认为是继安迪·沃霍尔之后最为重要的波普艺术家。

整形美容与当代艺术

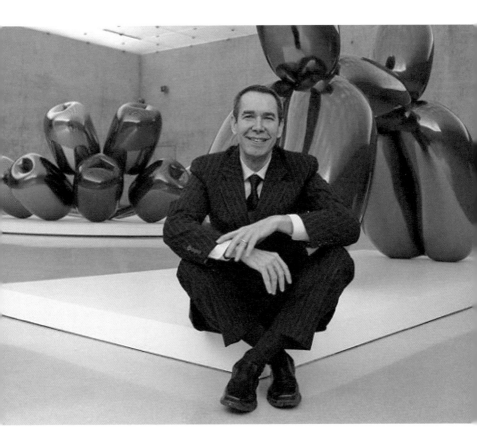

[美]杰夫・昆斯（Jeff Koons）

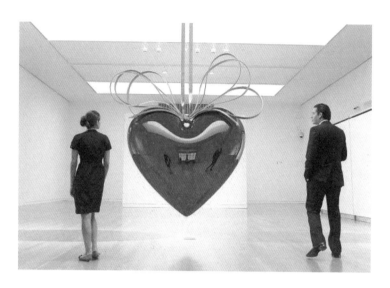

杰夫·昆斯（Jeff Koons） 《悬挂的心》

杰夫·昆斯是第二代波普艺术家的代表。作为最成功的美国当代艺术家，2007 年，杰夫·昆斯的不锈钢雕塑作品《悬挂的心》曾在纽约拍出 2356.1 万多美元的高价，创下了当时在世艺术家的成交价新纪录，成为当时在世艺术家中最昂贵的拍品。

　　他认为，艺术是需要宣传的商品，并曾说过，"在这个资本泛滥的社会里，艺术品不可避免地要成为商品……我们不要再兜圈子了，还是一上来就当艺术品是商品一样生产吧。"

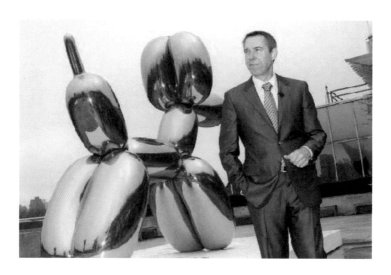

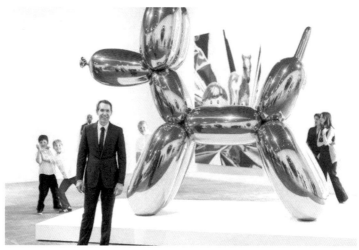

杰夫·昆斯（Jeff Koons）　　作品《气球狗》（庆典系列）

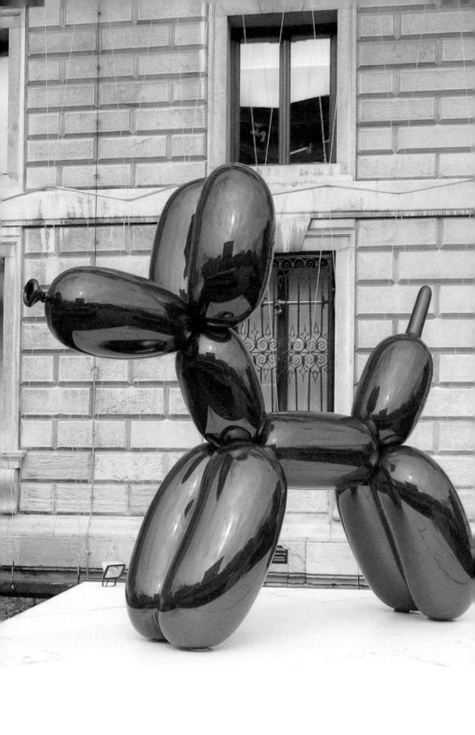

三套两法设艺术

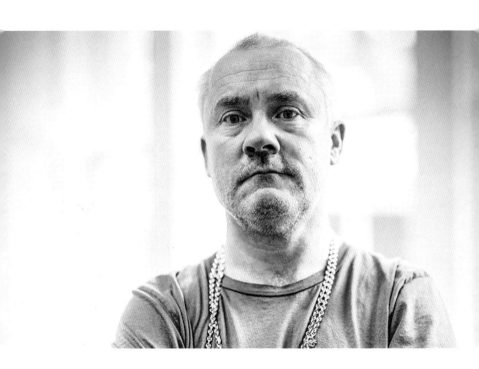

[英] 达明安·赫斯特（Damien Hirst）

整形美容与当代艺术

达明安·赫斯特
(Damien Hirst)

达明安·赫斯特，1965 年出生于英国布里斯托尔，在英格兰北部的利兹长大。虽然小时候被母亲看作是病态的古怪孩子，但这一切并不妨碍他今后成为著名的艺术家。1986 至 1989 年先后就读于利兹的雅各布克莱默艺术学院和伦敦大学哥德史密斯学院，现在在德文郡及伦敦生活并工作。他被誉为"美国年轻艺术家"（Young British Artists）的领军人物，是英国成交价最贵的当代艺术家。

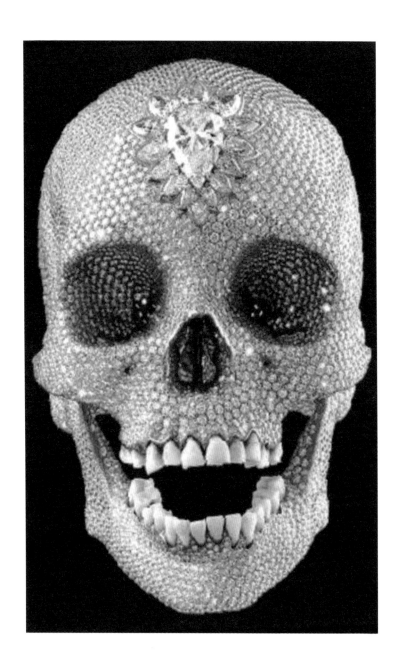

赫斯特的创作经常以死亡为表现题材，其中最为瞩目的作品钻石骷髅——《给上帝的爱》，曾以 1 亿美元的高价成交，并创下在世艺术家作品售价最高纪录。这个堪称世界上造价最高的艺术品，前额镶嵌了 50 克拉的大钻石，价值达 300 万至 500 万英镑。

　　作品中那个弥漫着死亡与恐怖气息的头颅，据分析，是生活在 18 或 19 世纪的欧洲人，赫斯特曾表示："我只想借诅咒死亡来赞美生命，有什么方法比采用奢华、欲望和堕落的象征更能遮盖死亡？"

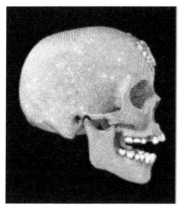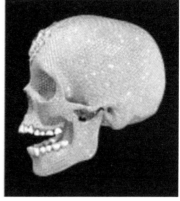

达明安·赫斯特（Damien Hirst） 作品《给上帝的爱》

三章两法说艺术

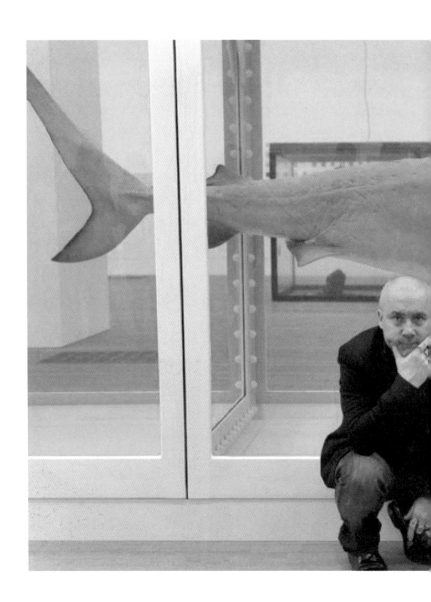

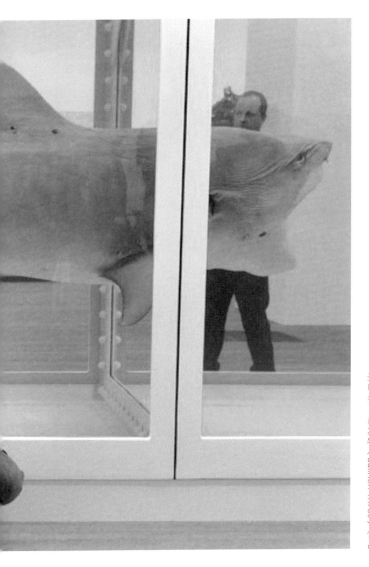

《生者对死者无动于衷》

达明安·赫斯特（Damien Hirst）作品

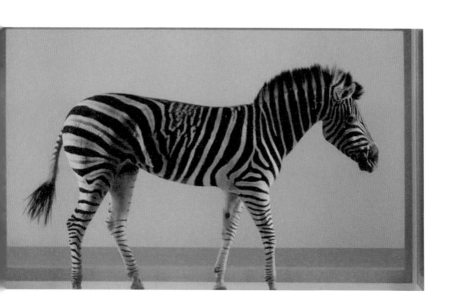

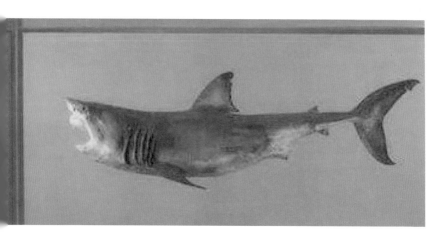

达明安·赫斯特（Damien Hirst） 自然历史系列作品

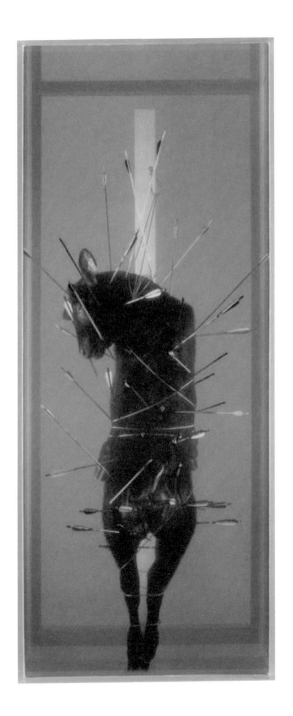

三宜阿诺说艺术

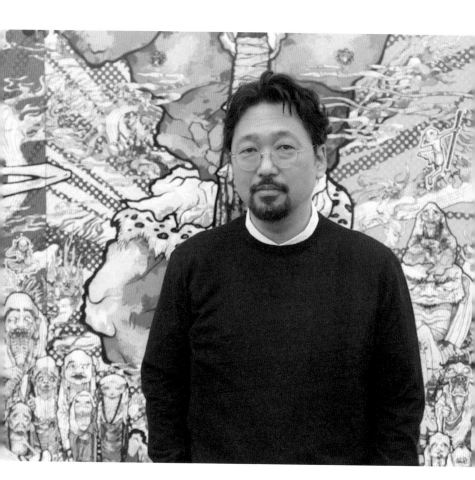

[日]村上隆（Murakami Takashi）

造形基础与当代艺术

村上隆
(Murakami Takashi)

村上隆，1962年于东京出生，被喻为日本"后波普"艺术的领袖人物，是上世纪60年代以后日本艺术家中极具影响力的一位，其作品根植于日本御宅族文化，不仅在日本受到广泛欢迎与追捧，还在西方主流媒体和美术馆引起了极大反响。

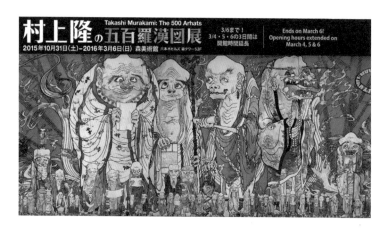

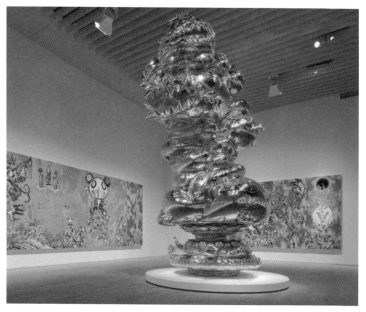

村上隆（Murakami Takashi）作品

村上隆在继承日本传统艺术的基础上，将西方艺术完美交融，为通俗文化及高雅艺术的集合找到了桥梁，并创造出独有的村上隆风格，成为新一代年轻人的偶像。村上隆大胆而放肆的艺术创作，给人带来了出乎意料而又充满着好奇的艺术感受，无论是在艺术领域还是在商业时尚领域，村上隆都已经获得众多赞赏，大众艺术和高雅艺术融为一体的风格更是深得民心，成为了村上隆作品的艺术特征。

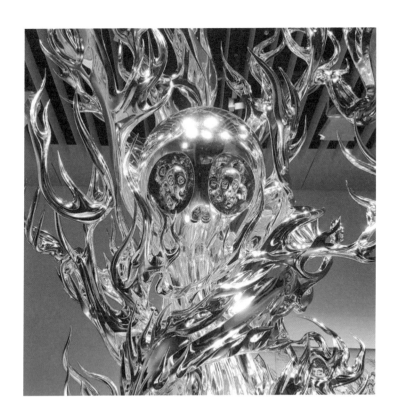

整形美容的那些事儿

与整形美容相关的几个概念

整形美容的溯源与发展

与整形美容相关的几个概念

1. 美容手术

  "美容手术"是一个在世界范围内被广泛使用的名词，一直以来所传递的是"身体是可以被塑造的"这一理念。其倡导者和拥护者是荷兰女性心理学家凯瑟·戴维（Cather Davey）。

  简单来说，就是在整形外科手术中，医生通过一种特定的"大众审美"将容貌甚至是身体进行改变。这种通过手术的方式，个人进行选择改变某个部位的正常结构，达到容颜或者身体形态上的整体提升，即为美容手术。人们的身体在经过美容手术的改造，成为一种介质，直接或间接的参与到社会本体的构造上。美容手术也从一种医学的现象，演变成一种社会消费的意识形态，继而演变成一种常见的社会现象。在这种意识形态下，女性借整形医生的手术刀剔除身体中"难看"的部分，使身体获得一个消费性的美丽许诺。

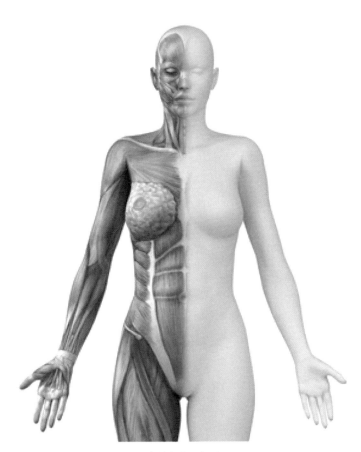

女性身体示意图

2. 整形手术

"整形"最早由希腊语"plastikos"一词演化而来，它的意思是铸造、塑形。如果说"美容手术"这一词语体现的是文化与社会意识形态的改变，那么"整形手术"这一概念，则更偏向于医学角度和技术研究领域。卡罗尔·安·林泽勒（Carol Ann Rinzler）将其定义为"具有矫正和恢复功能的医疗程序"。包括再造手术、微创手术和烧伤治疗等领域。

比如，对烧烫伤的人进行植皮治疗，对唇裂和腭裂的患儿进行修复手术，都很好的诠释了"整形手术"这一概念，即将异常或明显生理缺陷的身体转变为正常。而前文中所说的"美容手术"则是将正常人的面容或者身体进行重新塑造，使其得到广义上的"美学"提升。从实践中也可以发现，绝大多数选择进行美容手术的女性并没有生理功能上的明显缺陷，且不乏一些公认的"美女"。

3. 美学手术

与整形美容相关的几个概念中，"美学手术"应用较少，与前两者的主要区别在于，美学手术的驱动力是对种族的模仿。通过美学手术的改造，使面容甚至是身体有别于自己的种族，而趋同与想要模仿的种族，因为那些占有优势地位的种族往往界定了美的标准。比如，歌星迈克尔·杰克逊就一直致力于抹掉作为黑人的体貌特征，中国近年来较为流行的隆胸手术，也是以西方人的体态为审美样本。桑德尔·吉

整形美容与当代艺术

尔曼（Sander Gilman）称美学手术在欧洲是一种战胜种族因素的一个基本要素。

综合以上分析，我们不难发现，本书所提到的整形美容，也就是美容手术。是指通过外科手术的方式，来改变容貌和身体，使之得到整体提升。但是，由于美容手术和整形手术很多专业术语是相通的，所以在应用时，两个概念互相包容，并没有很清晰的界限。

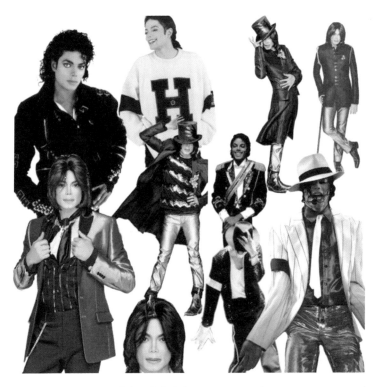

迈克尔·杰克逊（Michael Jackson）

整形美容的稀奇事儿

整形美容的溯源与发展

1. 开端：整形外科已有雏形

史料中记载与整形有关的记录，最早出现在古埃及的文献上。公元前约 6000 年，古埃及就出现了皮肤移植、面部损伤修复等技术的记载。虽然与现代的整形手术范畴略有出入，却是"整形美容"的雏形。男人为了显示高贵的出身和自身的勇气在身上进行文身，在耳朵上打耳洞佩戴饰品。这些原始的美丽，一直延续到今天。

公元前 6–7 世纪，印度政权不稳，战乱频发，丈夫为了惩罚不忠的妻子，胜利者为了彰显功绩惩罚俘虏，出现割鼻的刑法。鼻子是颜面中最为突出的器官，所以缺鼻之人大多希望重新获得鼻子，印度当时社会最下层的制瓦工人为了满足缺鼻之人的渴望，发明了额部正中皮瓣造鼻术。同一时期，由印度外科医师苏斯拉塔（Susruta）所撰写的医学专著里出现了脸颊组织重建鼻尖及外耳的做法，这是目前可考的最早一份医生专著。

公元前 350 年，奥芮培锡阿斯 (Oribasius) 编撰了第一套医学上的百科全书，全书有 72 卷。书中详细记录了面部畸形和软骨手术的内容，是当时记录整形手术相关内容较为完备的一本。

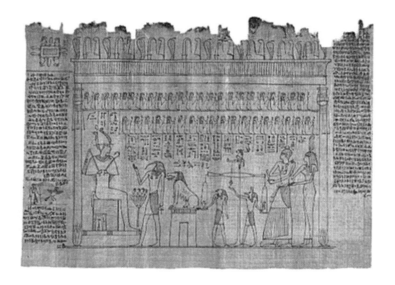

整形美容的那些事儿

2. 进程："整形外科之父"出现

然而，耶稣降生后的 200 年间，基督教认为对身体的改造是反上帝的行为，实施外科手术的医生被认为是魔鬼，外科手术一度停止不前。在此期间，即使是罗马的著名医学家塞鲁沙（Celsus）及希腊的医学大师盖伦（Gallen），在他们的著作里也不曾提到美容整形外科，只有对创伤的治疗。不过爱美的女性并不认同这种观点，依然偷偷进行手术，外科手术才得以流传。

文艺复兴对思想和文化上的解放，使全球开启了对医学的研究。1465 年，土耳其人出版了一本名为《帝国外科学》的书籍，其中包含了眼睑整容术、缩乳术的雏形。之后，意大利巴罗纳大学著名的解剖学家、外科教授塔利亚考奇（Gaspar Tagliacocci），他在自己的著作《移植修补缺陷外科学》中详细描写了如何用上臂单蒂皮瓣为缺鼻患者再造一个新鼻，对再造外科做出了极具价值的贡献，因此被称为"整形外科之父"。

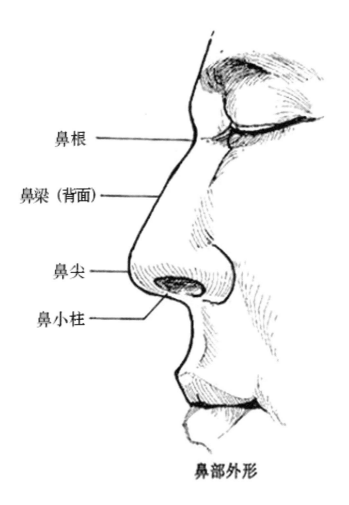

鼻根

鼻梁（背面）

鼻尖

鼻小柱

鼻部外形

3. 发展："整形外科手术"名词出现

随后的几百年里，由于没有麻药，疼痛制约了整形外科的发展。一直到 18 世纪初期，二氧化碳、一氧化二氮和乙醚广泛应用于临床，整形技术得以快速发展，鼻整形手术、植皮手术、骨移植手术、嘴巴和耳朵再造手术在欧洲遍地开花。1829 年，美国出现了首例腭裂修补手术。1901 年，尤金·霍兰德（Eugene Hollander）因完成了首例拉皮手术而被载入史册。

19 世纪，英国不仅占领了印度为殖民地，更是学习到了印度当地的医术，额部正中皮瓣造鼻术就是其中之一。英国著名外科医师卡皮欧（Carpul）成功运用这一技术，为国王身边的一个缺鼻侍卫完成了鼻再造。这次手术的成功使更多的医师、教授对再造外科的研究产生兴趣。当然，这些外科大师从事的研究仍然是对缺损器官或者畸形的再造，不是对正常器官进行美容"提升"。

"整形"一词最早出现在 1838 年出版的一本书里。作者蔡斯（Zeis）医师使用这个词来描述外科医生在修补或改造被疾病或外伤侵害的身体部位的技能，这也是有据可考的"整形外科手术"一词的"首秀"。

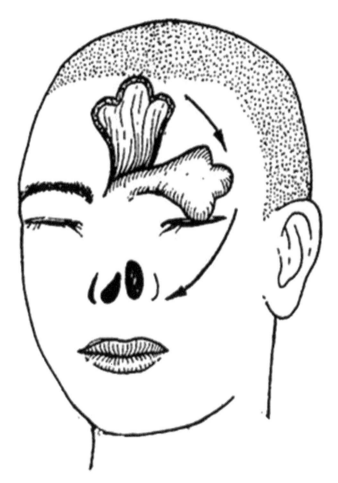

额部正中皮瓣造鼻术示意图

4. 进步：整形美容外科手术的广泛使用

20 世纪初期，由于两次世界大战的缘故，产生大量面部缺损和畸形的人员，需要整形的人群数量暴增，很多医生出于人道主义精神投入到整形美容的研究之中，以此希望帮助这些被战争伤害的人恢复面容，重拾生活的信心。同时，这也带动了整形美容向耳鼻喉、口腔颌面外科的全面发展。

进入到 20 世纪后半叶，随着麻醉方法、各种抗生素和先进仪器的相继出现，手术的成功几率也大大提升，整形外科手术应用更为广泛，相关产业也得到空前发展。尤其是到了 20 世纪 60 年代，法国出现了盐水假体隆胸术，同一时期，欧洲出现了吸脂术。到了 70 年代，腹壁

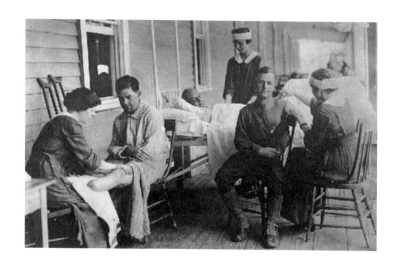

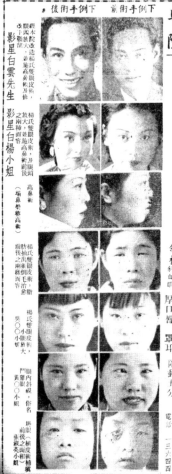

整形技术、身体拉皮技术等五花八门的整形手术相继出现，技法和工具也越来越精进。整形外科的手术，从侧重于矫正性和恢复性，转变为对于人的容貌和外表的提升。

进入新世纪，人们在追求心灵美的同时，也日益注重自己的外在形象。现今，整形美容已然成为一种时尚潮流，越来越多的女性通过整形美容实现自己可以变得更"好"的梦想。

整形美容的那些事儿

艺术变形还是艺术整形

身体与艺术

整形美容与当代艺术

身体与艺术

　　身体，一直都是艺术主要的表现对象，在不同的历史时期往往蕴含着艺术家对社会、宗教、宇宙的看法及观念。在艺术家的观念中，艺术中的人不是抽象的人，人的肉身只能借助于物质材料，以各种各样的形式呈现出身体。在研究艺术整形之前，需要科普三个概念：人体、肉体、身体。

　　人体（human body），即自然的身体，通常被我们称之为肉体（embodiment），是个性的、有差异的、感性的，充满着没有限制的欲望的。身体（body），是通过艺术作品所表现的，受到人的控制、规范和编码的艺术形象，是不同时代的社会、宗教、政治及文化的产物。与作为写实对象的人体（human body）有着根本性区别。

　　受到中西方历史文化背景的影响，艺术作品中对身体的艺术表现是不同的，态度也截然相反。在中国，受到传统观念对艺术形式的制约，艺术中的人屈从于特定的性别、宗教、政治和伦理的观念，与感性的身体自然分离，在这些作品中，身体既不是身心统一的身体，也不是灵肉一体的身体，而是不完整的身体。而在西方，身体则始终贯穿于艺术发展的始末。

　　在古希腊时期，身体被赋予理想的含义，是完美的艺术形式。作品中的人体比例和肌肉质感虽然接近于真实人体，但身体的肉体性往往被忽略，并被宗教所进一步压抑。文艺复兴时期，身体摆脱了神学的禁锢，但追求的是精神挣脱肉体束缚而获得存在。米开朗基罗·博纳罗蒂（Michelangelo di Lodovico Buonarroti Simoni）的《大卫》通过肌肉发达、体格匀称的青年壮士的雕像，体现了对于英雄的崇敬和对力量的赞美。而到了中世纪，西方人在精神上经历了对人、对自我的发现，身体成为了一种人性的表达方式。奥古斯特·罗丹（Auguste Rodin）的《青铜时代》，就开始重视内在精神与外在形式的统一。

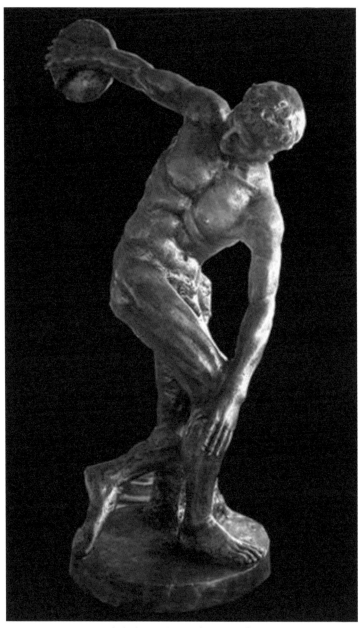

米隆（Myron）　　《掷铁饼者》

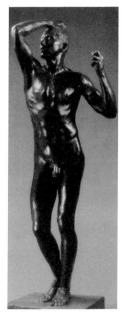

奥古斯特·罗丹
(Auguste Rodin) 《青铜时代》

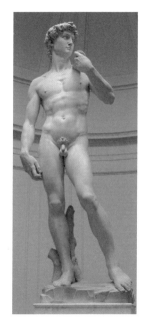

米开朗基罗·博纳罗蒂
(Michelangelo di Lodovico Buonarroti Simoni) 《大卫》

艺术变形还是艺术整形

整形美容与当代艺术

　　自二十世纪 90 年代以来，大众对整形美容的追捧一年胜过一年，韩国电影电视剧乃至韩国文化的流行，更使得年轻人对于整形美容观念的接受几乎毫无障碍。对广大女性而言，她们敢于体验最新美容生物医疗技术的勇气虽然可嘉，但大多数人对整形美容的理解却依然局限于延缓衰老、改善容貌、增加两性吸引力的粗浅层面。实际上，整形美容不仅仅是一系列多学科交叉的生物医疗技术，也不仅仅是一个飞速发展的所谓朝阳产业，整形美容在帮助当代社会每一个个体塑造理想自我的同时，还以常人难以察觉的复杂机制，自觉不自觉地参与到了当代政治经济文化和艺术格局的重塑之中。

AESTHETICA

SCRIPSIT

ALEXAND. GOTTLIEB BAVMGARTEN

PROF. PHILOSOPHIAE.

TRAIECTI CIS VIADRVM.

IMPENS. IOANNIS CHRISTIANI KLEYB

CIↃCICCL.

亚历山大·戈特利布·鲍姆嘉通（Alexander Gottlieb Baumgarten）
《美学》

长期以来，人们对于艺术的理解局限于建筑、绘画、雕塑、音乐、诗歌、舞蹈等有限的几个领域之内，而整形美容外科除了让人联想到一群不苟言笑的白大褂医生外似乎很难与艺术沾边。实际上，艺术这一词汇在希腊语里为"techne"，拉丁语里为"ars"，本就包含着强烈的技能与技巧的意思。在中世纪以前，艺术并没有单纯地跟"美"联系在一起，画画的人和钉马掌的铁匠没有任何区别，而美学从哲学

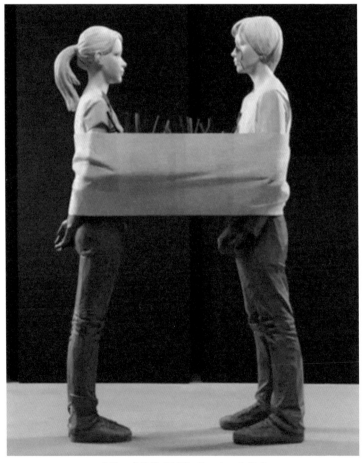

威利·威基勒（（Willy Verginer）作品

整形美容与当代艺术

中分离成为独立的学科门类，也要追溯到 18 世纪中叶亚历山大·戈特利布·鲍姆嘉通（Alexander Gottlieb Baumgarten）《美学》一书的出版。整形美容外科，作为一门整形外科医学与美学相结合的交叉学科，无论是从技能技艺的角度考察，还是从审美创造的视角检视，其实都非常符合古典艺术的定义。

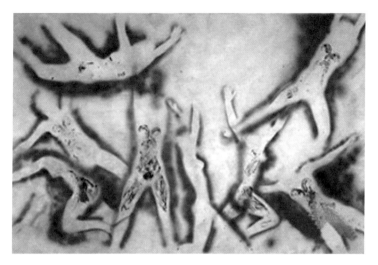

伊夫·克莱因（Yves Klein）　《蓝色单色画》

更为重要的是，伴随人类文明的发展，艺术的形态与理念也早已发生了翻天覆地的变化，历经古典艺术、现代艺术两个历史阶段，今天的我们已经身处当代艺术席卷全球的大潮之中，以往关于艺术的定义、美学的思辨早已被活力四射、自由多元的当代艺术实践所颠覆与解构。当代艺术不再局限于特定的艺术形式，不再局限于特定的媒介材料，更不再局限于特定的风格和题材。一切材料与形式，一切方法和手段，只要致力于人的自由本质的确证，只要致力于人类生存境遇和精神状况的改善，只要致力于创新观念的巧妙表达，就都可以称为艺术。

第 IV 章
与整形美容相关的当代艺术家

奥兰（Orlan）

阿兰娜·弗朗西斯（Alana Francis）

查普曼兄弟（Chapman Brothers）

卡米尔·洛林（Camille Lorin）

智妍（JI YEO）

金泰妍（Tae Yeon Kim）

崔秀央（Choi Xooang）

克劳迪娅·罗格（Claudia Rogge）

玛丽娜·阿布拉莫维奇（Marina Abramovic）

韩啸（Han Xiao）

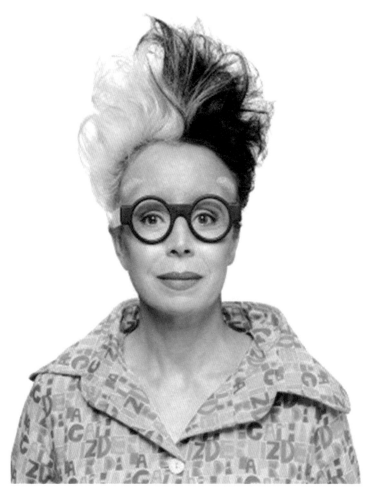

［法］奥兰（Orlan）

奥兰
(Orlan)

奥兰，法国女艺术家。1947 年于法国诞生，自上世纪 90 年代起开始创作"肉身艺术"，时常出现在多媒体杂志封面上和脱口秀节目里，被人们誉为"身体整形艺术女王"。

奥兰是一个将手术作为艺术载体的艺术家。身体是她的舞台，面容是她的画布，整容技术就是她的创作工具，整容医生护士则是她的最佳助手。从 1990 年至 1993 年间，她雇佣整形外科医生将自己的脸和身体的不同部位整形为艺术中"美"的理想形式——嘴型改变，将鼻子变成普赛克的鼻子，将下巴整形为波提切利 (Botticelli) 画中维纳斯的样子，将前额整形为达·芬奇"蒙娜丽莎"的样子。她进行整容手术，不是想使自己变美，而是想反映"美是难以达到的，而且整个过程充满了恐怖"。她也把自己装扮成非洲部族穿戴奇异的妇女，来彰显西方世界以外的审美观。

她将肉体艺术的进行视为对个体与世界相关联的桥梁，在改造行动中，以浮华和戏剧性的表现方式，建立起对整形美容、医学科技、道德问题、身体地位的升华深层次的思考及探讨。

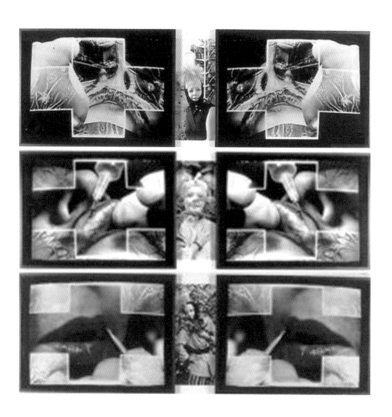

整形美容与当代艺术

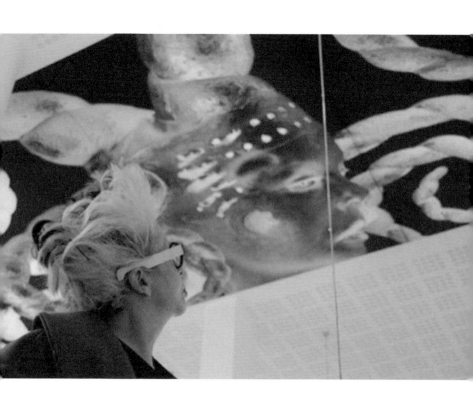

与整形美容相关的当代艺术家

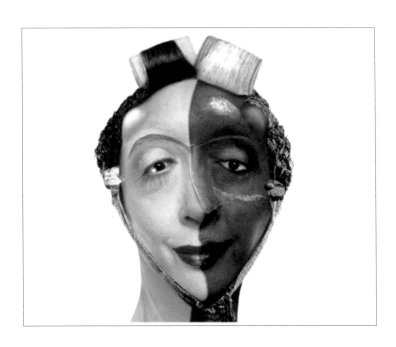

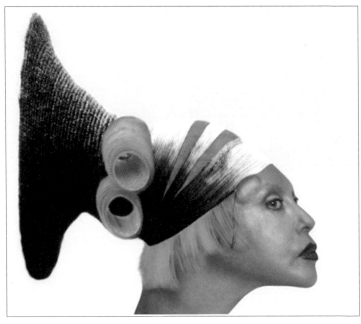

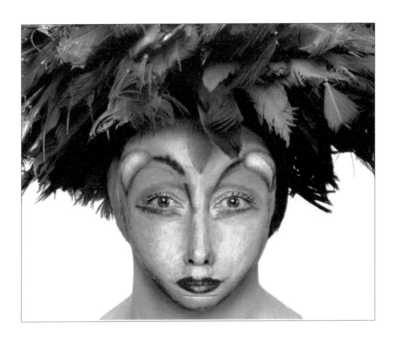

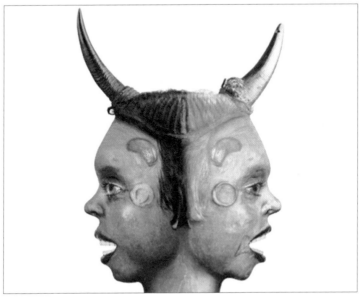

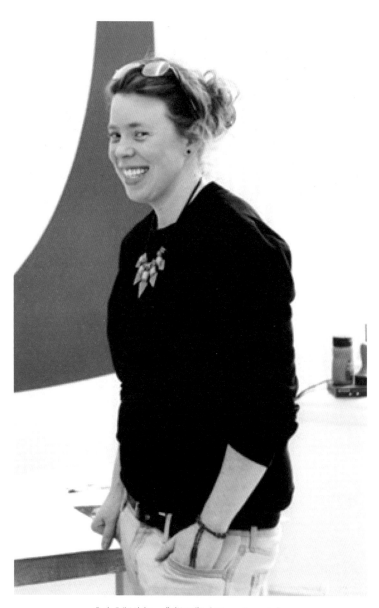

［法］阿兰娜·弗朗西斯（Alana Francis）

阿兰娜·弗朗西斯
(Alana Francis)

　　阿兰娜·弗朗西斯，法国女艺术家，其头骨大部分都经过了整形重置，她声称这种重置让自己得到了一种巨大的宣泄感，自己的身体再也不是别人的画布了。

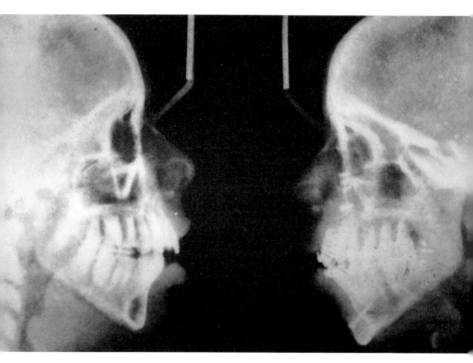

阿兰娜·弗朗西斯（Alana Francis）

《自画像：我的两个颅骨》

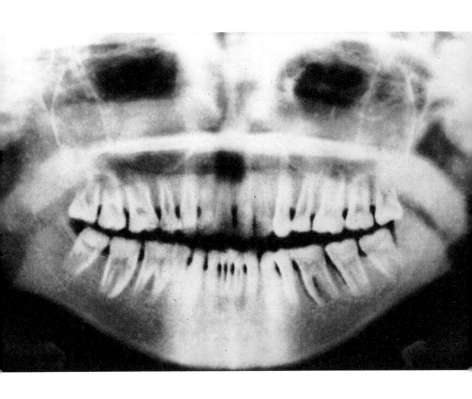

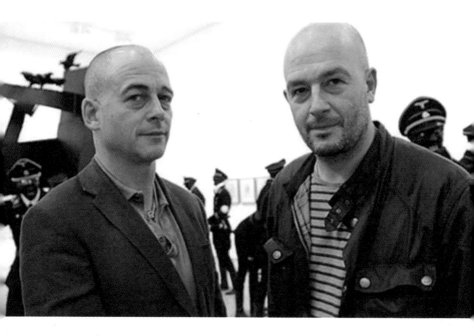

［英］查普曼兄弟（Chapman Brothers）

整形走医专与当代艺术

查普曼兄弟
(Chapman Brothers)

艺术圈少见的兄弟组合，杰克·查普曼（Jake Chapman）1966 年出生于切尔藤纳姆，就读于东北伦敦技术学院。迪诺斯·查普曼（Dinos Chapman）1962 年出生于伦敦，就读于瑞文斯博艺术学院。1990 年，两人均就读于伦敦皇家艺术学院。

查普曼兄弟的创作题材多涉及战争、宗教、政治、道德等，探究的主题较为沉重，但他们却善于用一种粗犷与颠覆性的幽默活力进行穿插式的呈现，以形成他们自己的强烈风格。

查普曼兄弟致力于"篡改"名人作品，他们希望通过艺术的手法对现实进行嘲讽和揭露。17 世纪西班牙艺术家戈雅创作的法西斯拿破仑战争的著名版画系列使查普曼兄弟深受启发，于是他们购买了戈雅此系列的画作版权，不仅运用塑料装置再现了这一历史画面，而且对这系列的版画进行再创作。这一系列的作品让人反思战争的罪恶。

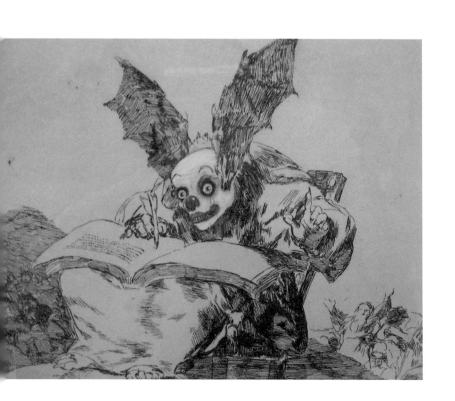

整形美容与当代艺术

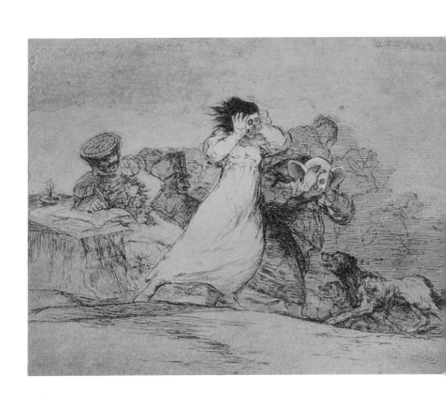

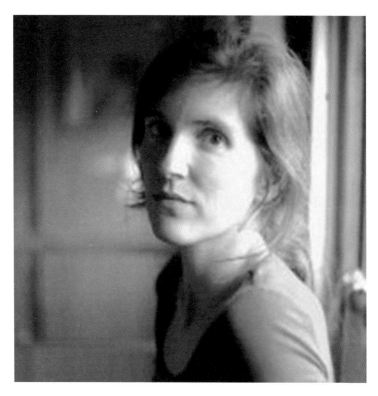

［法］卡米尔·洛林（Camille Lorin）

卡米尔·洛林
(Camille Lorin)

　　法国女艺术家卡米尔·洛林的《pip show》是一个装置作品，在作品里她将丰胸所用硅胶假体置入到了女性的黑色丝袜里，以此暗指法国聚植入修复体公司（PIP），此时该公司正因使用不合格的劣质硅胶而遭受起诉，PIP事件所引发的恐慌已经波及到世界各国，至少有40万隆胸妇女为致癌问题而寝食难安。

　　同时，卡米尔·洛林通过作品也在质疑与探讨：丰胸手术何以在当代社会如此风靡，女性何以感受到如此巨大的压力去隆胸，努力使得自己符合所谓的"漂亮"标准。

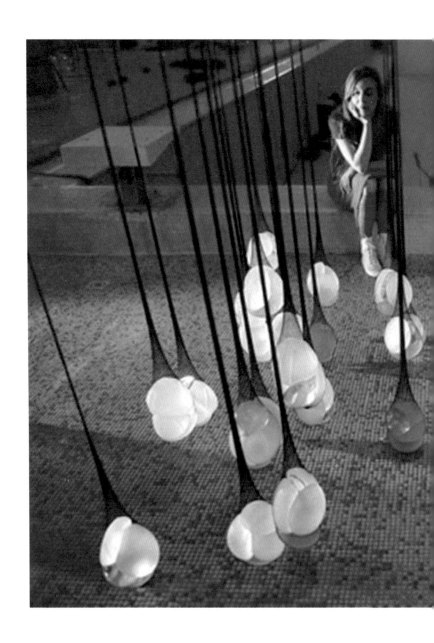

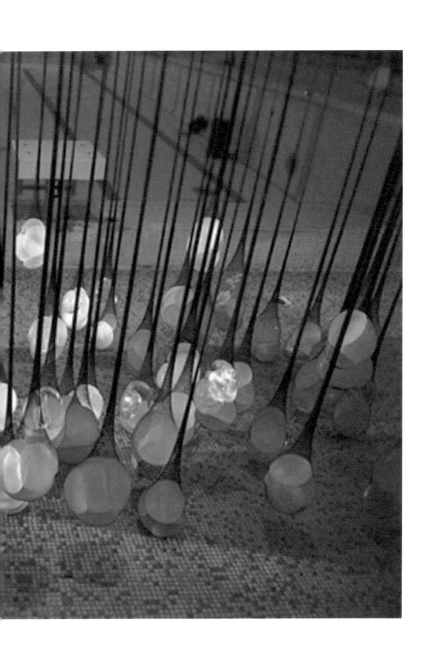

与整形美容相关的当代艺术家

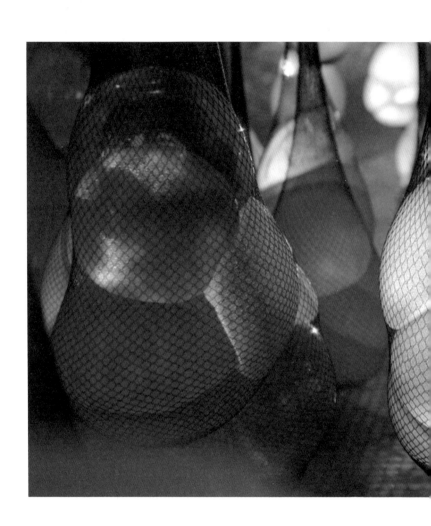

整形美容与当代艺术

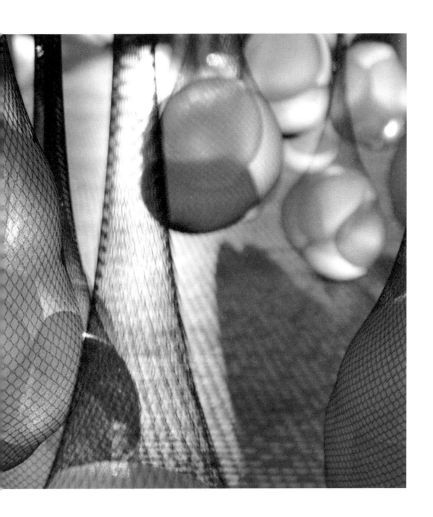

与整体美容相关的白色本质

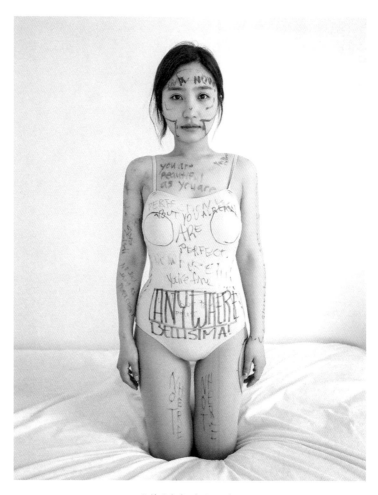

［韩］智妍（JI YEO）

智妍
(JI YEO)

智妍，韩国女艺术家，曾在纽约街头进行过一场名为"在我身上画"的行为艺术。2010 年，她高举着写有"我想要变得完美，请在我身上画出你认为我需要进行整容的部位"。

少年的智妍有两个愿望，一是考上名校，二是通过整形将自己从头到脚变得都完美，以此来使自己更加自信。但咨询过了大量整形医师后，她并没有得到明确的信息，究竟怎样才能变得更好、更完美，于是她发起了走到街头的行为艺术。但令她转变思想的是，很多人在她身上写道："你已经很完美了，无需整形"，这使得她重拾了一些信心。

此次艺术行为也让很多人意识到当今人们对于女性外表的严苛与无理……

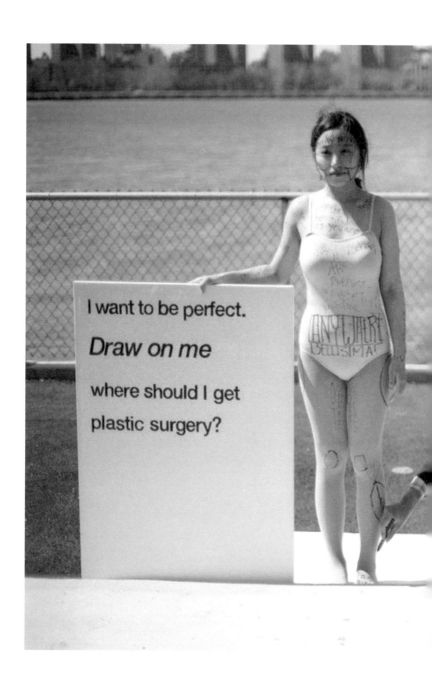

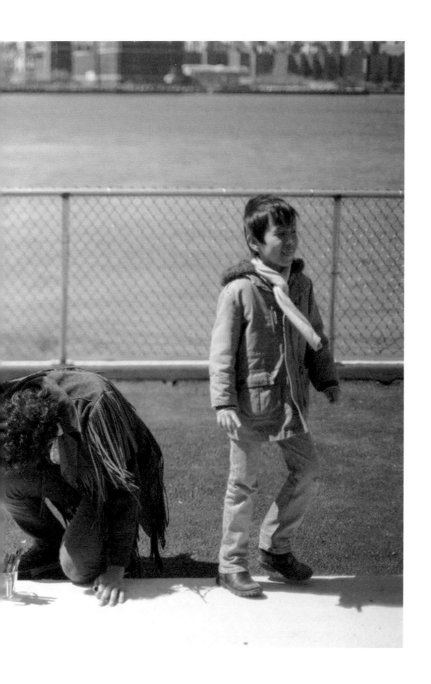

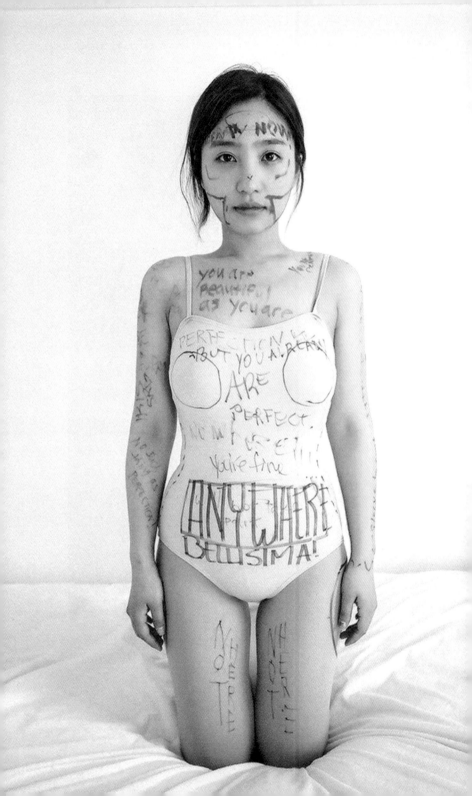

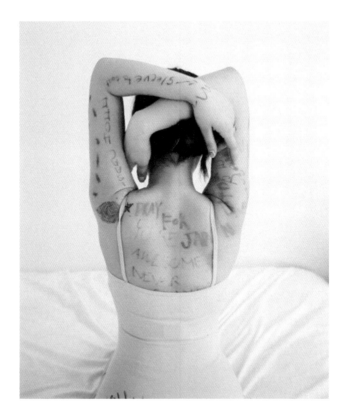

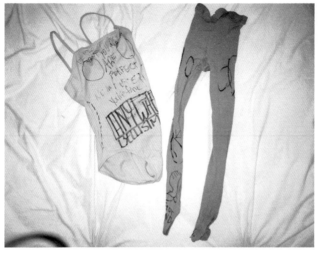

与整形美容相关的当代艺术家

金泰妍
(Tae Yeon Kim)

金泰妍，1986年出生于韩国首尔特别市。毕业于韩国知名大学首尔大学。曾举办过三次个展。其代表作为《父母生了我，院长改变了我》、《唯美独尊图》等。

在《唯美独尊图》这幅作品中，金泰妍把一家整形机构描绘成获得重生的神圣天堂，而整形医生则扮演着上帝的角色，在丝质卷轴上呈现出女人们满心欢喜的等待，希望通过整形获得理想的爱情与想要的生活的神话故事，以此来讽刺现代韩国社会对于整形美容的信念及迷恋。

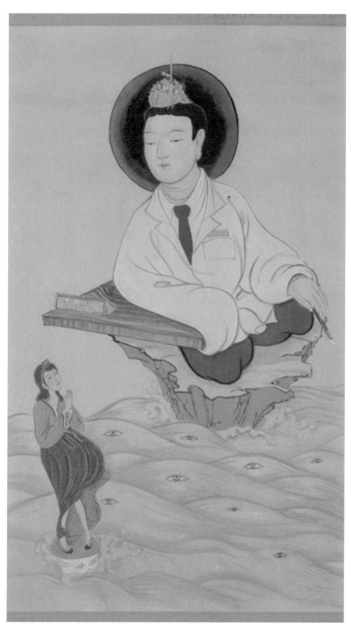

金泰妍（Tae Yeon Kim）《唯美独尊图》

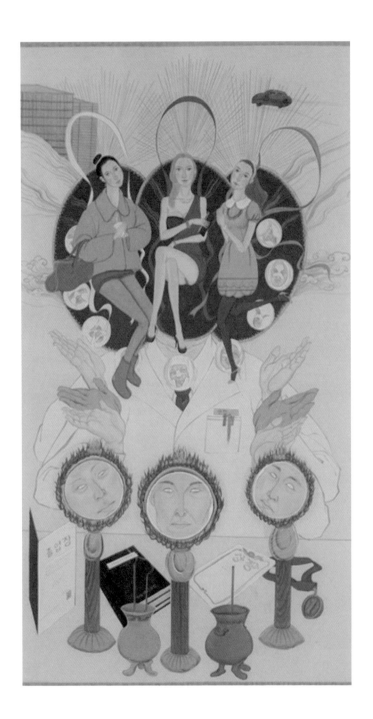

整形美容与当代艺术

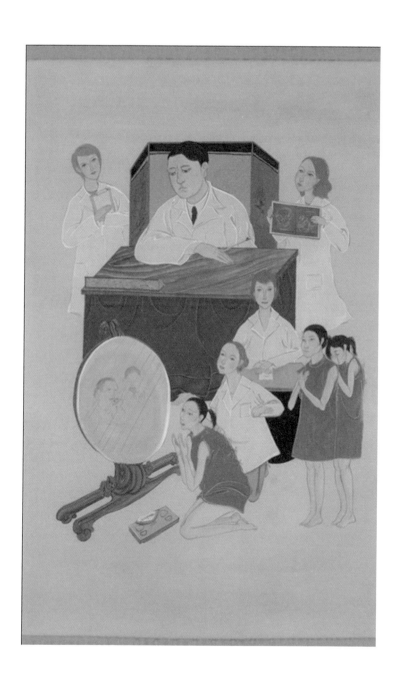

崔秀央
(Choi Xooang)

崔秀央，韩国艺术家、雕塑家。出生于 1975 年，2005 年获得汉城国立大学硕士学位。

他作品中的人体形象和身体部件在经过扭曲、夸大、概括或者肢解以后，描绘了人类关系的不同层面，表现了当代社会中的某些病态现状：迷失、缺乏症、偏执、被剥夺自由意志，以及隐藏在社会合理行为之下的暴力倾向，并扩大到了对于人类生存和身份这种本体论问题的探索上。

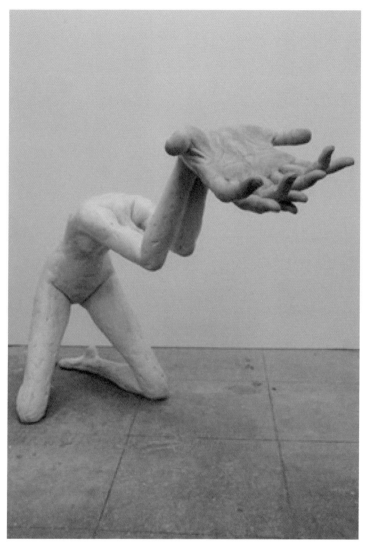

崔秀央（Choi Xooang） 《阿斯伯格岛》

与整形美容相关的当代艺术家

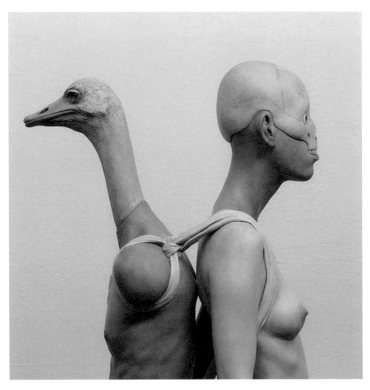

崔秀央（Choi Xooang）　《一般沉陷状态》局部

整形美容与当代艺术

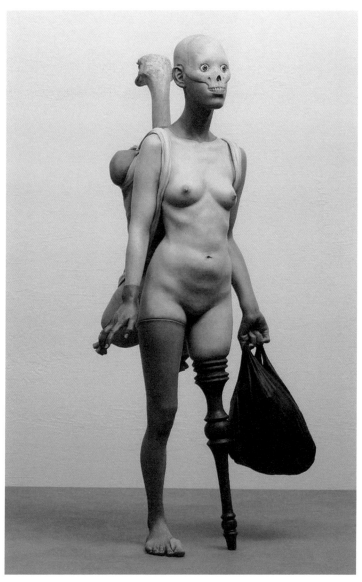

崔秀央（Choi Xooang）　《一般沉陷状态》

与整形美容相关的当代艺术家

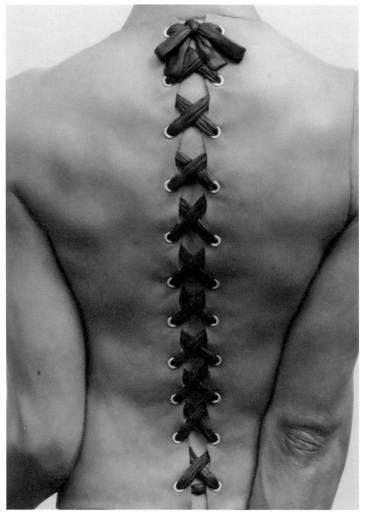

崔秀央（Choi Xooang） 《一般殖民化状态》

整形美容与当代艺术

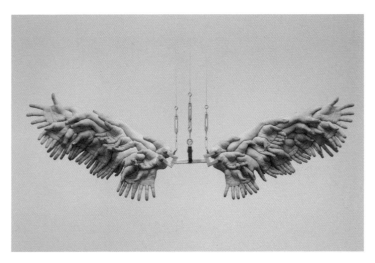

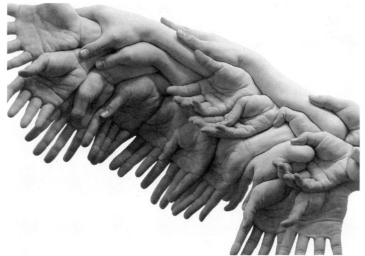

崔秀央（Choi Xooang） 《翅膀》

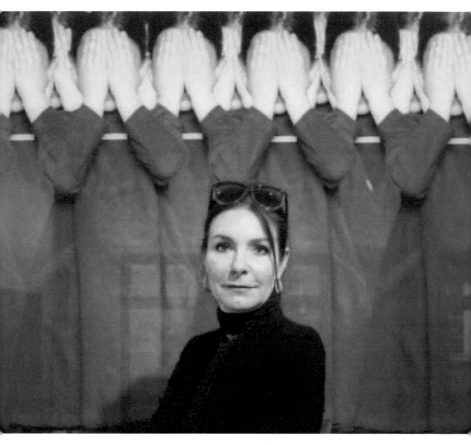

［德］克劳迪娅·罗格（Claudia Rogge）

克劳迪娅·罗格
(Claudia Rogge)

克劳迪娅·罗格，德国观念摄影艺术家，1968 年出生于德国杜塞尔多夫。她的作品受到剧场、舞蹈、芭蕾以及马戏团的启发，在创作中运用了大量的哲学、宗教及神话的概念。在视觉表达上，她的作品多使用文艺复兴时期的古典用光，加上大量的人体和图案化的后期处理，使人联想到了卢浮宫的巨幅油画，却又具有强烈的现代气息。

其作品的主角永远都是人。擅长用人或群体的表现力，来刻画有关美、欲望和罪恶的主题。她会让大量的模特摆着相似的姿势，穿着相似的衣服，最后形成一系列带有巴洛克风格的照片。这些照片有的略显恐怖，有的则带有些许宗教色彩。

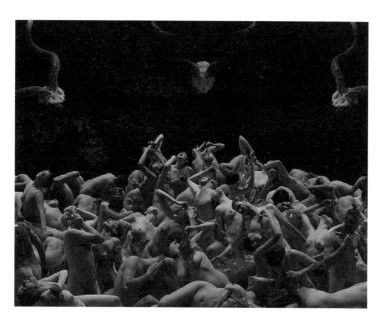

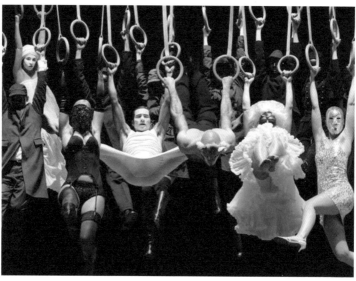

整形美容与当代艺术

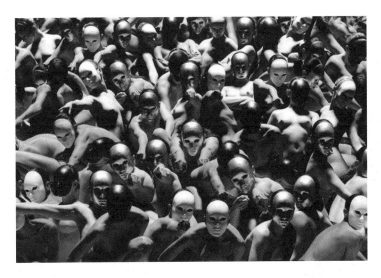

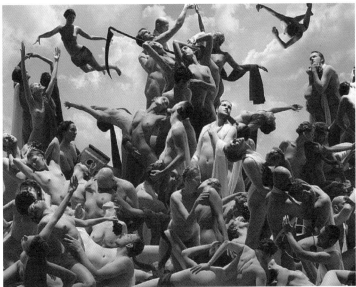

与影形美容相关的当代艺术家

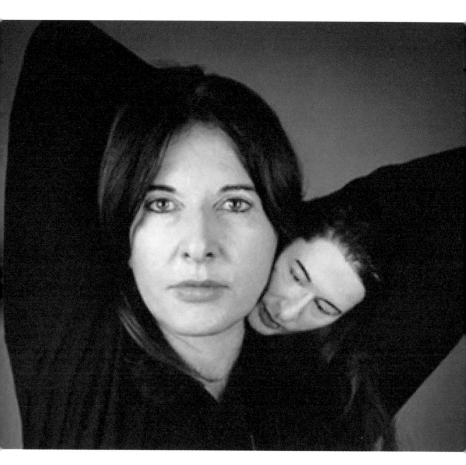

［南联盟］玛丽娜·阿布拉莫维奇（Marina Abramovic）

玛丽娜·阿布拉莫维奇
(Marina Abramovic)

玛丽娜·阿布拉莫维奇，行为艺术家，1946 年生于南斯拉夫首都贝尔格莱德。年轻时毕业于贝尔格莱德美术学院，受的是苏派美术教育，后来还在德国汉堡美院和巴黎美院进修过。

她从上世纪 70 年代就开始利用自己的身体创作了。她的作品冲破了身体的公共领域和个体领域的界限，也冲破了人身体的生理及精神的潜在界限。她的深层创作目的是想通过艺术手段发现一种方法，一种能够使人更自由的状态。在过去的 40 年中，她的行为艺术以风格粗犷、狂野与大胆而闻名。因此，她也被誉为是"行为艺术之母"。

节奏 0

　　1974 年的《节奏 0》是玛丽娜·阿布拉莫维奇最著名的一次行为艺术表演，也是她首次尝试现场互动。玛丽娜·阿布拉莫维奇面向着观众站在桌子前，观众可任选包括枪、菜刀、鞭子等 72 种危险道具，对她做任何他们想做的事。现场的观众，有人用口红在她的脸上乱涂乱画，有人用剪刀剪碎她的衣服，直到有人用上了膛的手枪顶住了她的头部，她的泪水才夺眶而出。她声称："这次经历让我发现，一旦你把决定权交给了公众，离丧命也就不远了。"

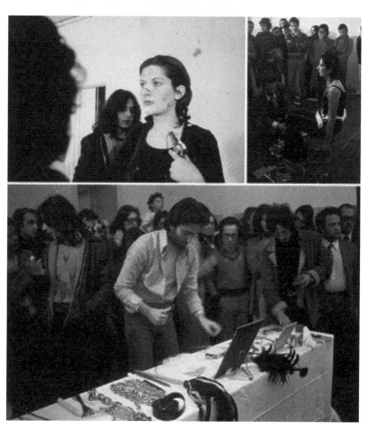

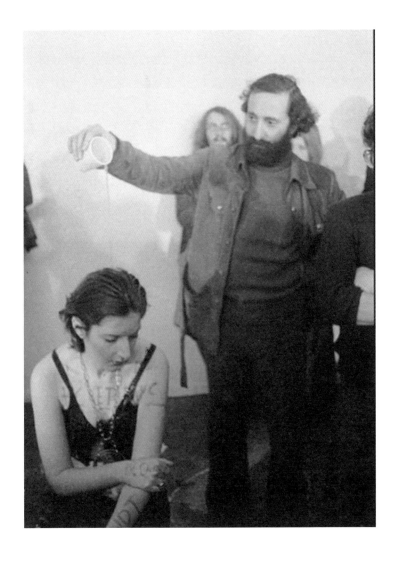

巴尔干巴洛克

　　玛丽娜·阿布拉莫维奇的《巴尔干巴洛克》使她获得最佳艺术家金狮奖。这件作品与艺术家的故土巴尔干地区的现实息息相关，充满了张力，寓意深刻。其坐在血肉犹存的兽骨堆上，一边洗刷兽骨，一边低吟着儿时的家乡民歌，语调中充满着悼亡之气，而背景则是她和父母的影像投影。阿布拉莫维奇说："欢乐并不能教会我们什么，然而，痛楚、苦难和障碍却能改变我们，使我们变得更好、更强大，同时让我们认识到生活于当下时刻的至关重要。"

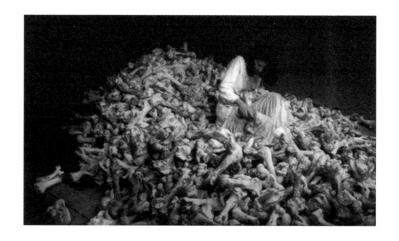

整形美容与当代艺术

托马斯之唇

实施于 1975 年的《托马斯之唇》被很多人视为玛丽娜·阿布拉莫维奇艺术生涯中的一件标志性作品。受到纳粹集中营里犹太囚犯纹身的启发，在这件作品中，她将刀割、鞭笞、冰冻等自残手段一并加以运用，在自己的腹部刻出一个鲜血淋漓的五角星，也留给了人们对战争和宗教的思考。

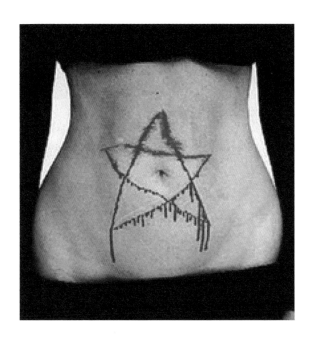

与整形美容相关的当代艺术家

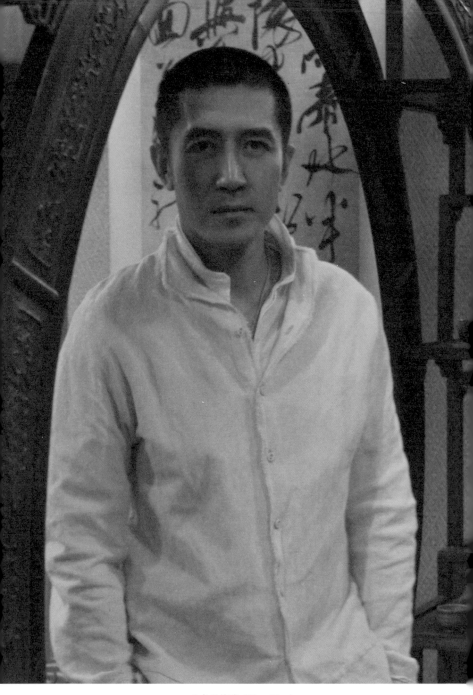

［中］韩啸（Han Xiao）

整形美容与当代艺术

韩啸
(Han Xiao)

　　啸，字也歌，鲁人也。少贫，又讷言，不得师青眼，无三好之誉，边缘人也。初学医、后习艺、现研易，均浅尝辄止、不求甚解。创韩氏整形，历十春秋，此行皆庸草之辈，不日成翘楚。今隐于京师环铁，已阅三载。

　　啸，完美主义者。凡事力求人力之新高度，苛严乎毫发之不爽。故临事尽皆谦退，犹豫难定，恐一沾手，必殚精竭虑，废寝忘食。故每手术，辄揣度思忖经月，必待胸有成竹，始施其技。以无厚入有间，轻柔抚触，如惊婴孺。较怕观他人施术、制衣、制茶、烹饪之类，不忍卒睹，欲享乐必躬亲。

　　啸，读书人也。狂狷耿介，不结朋党，不与整容师、艺术家比类。立啸基金，资贫寒之士，略慰平生，枉得善名。壮游于艺，为丹青、影像、装置、行为，于美术馆展医与灵肉，以形躯物料指归身体哲学，野狐棒喝、明心见性；闲来拈针引线、刀画剪绘，造就美色、怡情悦性、兼得润资。

　　职业好色也，然每为美人捉瑕，尖酸刻薄，不积口德。孑然一身，不结炮友；偶眉来眼去于闺秀、碧玉，琴挑茶谈，执手搭肩，则怡然自乐、欣而忘机。以谪仙自居，嗜鲜衣美食良器、靓婢健仆；爱洁、香草、居山林，而无断袖之癖。厌专制、抗暴政，宣普世，远功名。近庖厨、自制华服、香茗以为乐。

　　年方不惑，笑而自况：拈花执刀拓落行，负尽江北狂生名。

啸 癸巳年夏月 书于美色自造斋

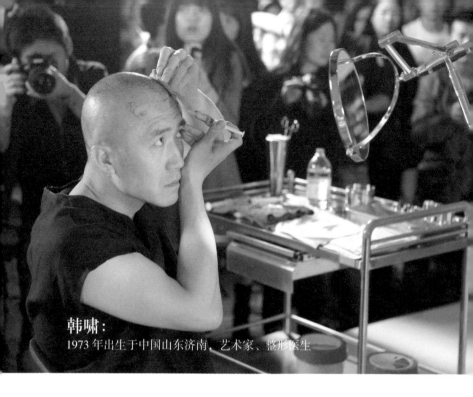

韩啸：
1973 年出生于中国山东济南，艺术家、整形医生

履历

2010 成立韩啸北京环铁艺术工作室

2013 任山东时代美术馆馆长

个展

2012 "手术：韩啸行为艺术展"山东时代美术馆

2012 "整形：韩啸行为艺术展"北京丽都展览馆

2012 "今日不做整形 —— 韩啸行为艺术展"北京今日美术馆

2013 "肉身的力量 —— 韩啸的手术刀"北京尤伦斯当代艺术中心

2013 "'吉' —— 属于自己的身体"捷克国家美术馆

2013 "A living MP3"奥地利国家美术馆

2014 "谁上我的床"北京若空间画廊

2015 "'熵'—— 韩啸行为艺术展"北京 798 中方角画廊

2015 "整治的仪式"&"浪漫的拯救"56 届威尼斯国际艺术双年展

2015 "自强的迫力"山东时代美术馆

2015 "与上帝掰手的人"上海 523 艺术空间

2016 "美·术"三亚若空间画廊

2016 "里尔 3000 —— 复兴"法国里尔 MUBA 美术馆

2016 "直播：韩啸行为艺术展" 北京若空间画廊

群展

2011 "水墨 PARTY 实验与探索展" 中国 · 济南

2013 "非中心艺术展" 中国 · 海南

2013 "第九届佛罗伦萨双年展" 意大利 · 佛罗伦萨

2013 "迈阿密海滩 SCOPE 艺术博览会" 美国 · 迈阿密

2013 "第一届中国 —— 东盟艺术双年展" 中国 · 南宁

2014 "当下行为艺术中心邀请展" 中国 · 北京

2014 "形·体 —— 当代摄影展" 中国 · 北京

2014 "无常之常 —— 东方经验与当代艺术" 中国 · 济南

2014 "洛杉矶当代艺术博览会" 美国 · 洛杉矶

2014 "中国新当代艺术展" 中国 · 三亚

2014 "出格"2014 巴黎当代艺术展 法国·巴黎

2015 "精神病与疯子展"中国·上海

2015 "不仅是过程，也是结果 —— 当代实验艺术巡回展" 中国·天津

2016 "异质共生"2016 国际当代艺术展 中国·重庆

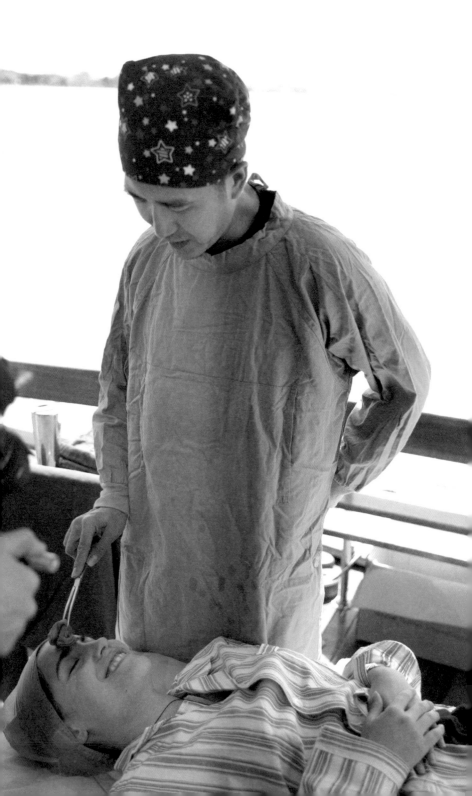

Milano 27/09/2016

Project: "Dietro la Bellezza"

Dear Dr. Han Xiao,

We are glad to informing you of our decision to include you in the official program of "Dietro la Bellezza 2017".

The above project is within the scope of the Fuxia People Foundation program and will take place in the 6th may 2017 in Forte dei Marmi, Italy.

We are honored to have you as our guest and we would like to reward you about your art performance "Redenzione Romantica".

We are at disposal for any further you many need.

Wish kind regards

Maria Teresa Baldini

Segreteria Fuxia People - Maria Teresa Baldini
Gruppo Misto Consiglio Regionale della Lombardia
Via F. Filzi, 22
20124 MILANO
Telefono: +390267482140
Mail: fuxiapeople@consiglio.regione.lombardia.it

韩啸：意大利 Forte de marmi(Tuscany) 第 11 届 "绝美之奖" 当代艺术最有影响力得主

荣誉奖项

2008 "第九届中国十大时代风云人物"

2010 "2010 年度最有影响力整形专家"

2011 中华医美人选美全国总决赛 "金剪刀" 奖

2014 《现代青年》杂志 "年度最佳艺术家"

2015 佛罗伦萨当代艺术 "列奥纳多·达芬奇奖"

2016 意大利翁布里亚大区获 "绝美之奖"

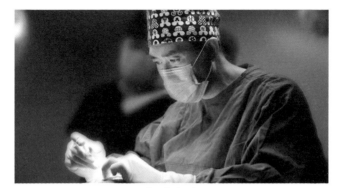

整形专家

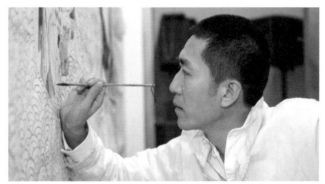

艺术家

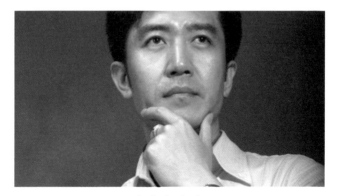

完美主义者

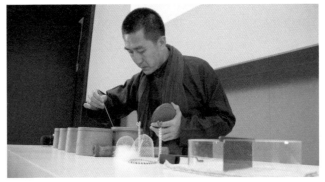

生 活 家

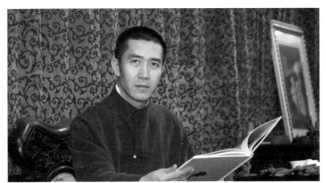

面 相 达 人

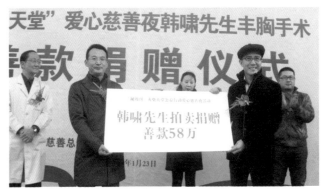

慈 善 家

行为艺术展

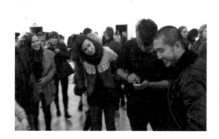

"吉"——属于自己的身体
2013.10.29 布拉格

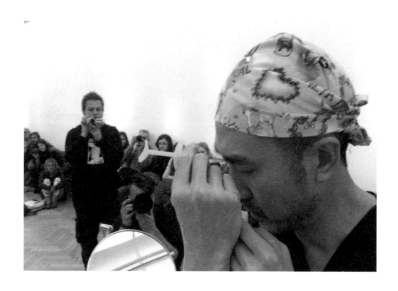

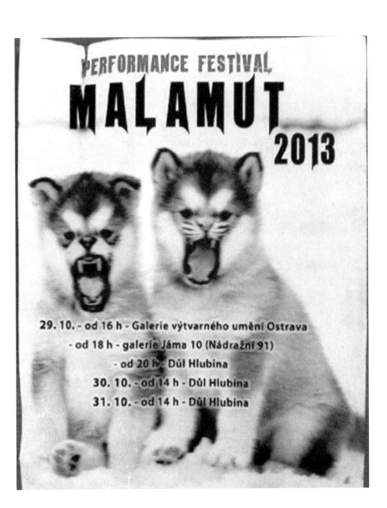

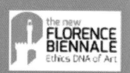
整形美容与当代艺术

2013 佛罗伦萨双年展
2013.11.30 佛罗伦萨

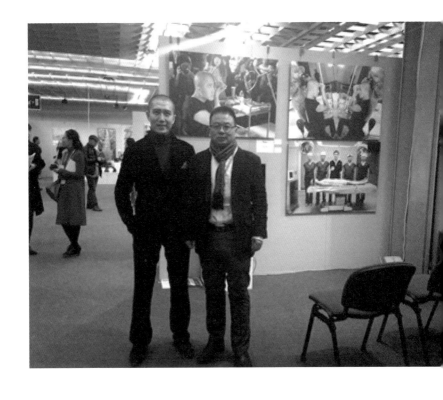

与整形美容相关的当代艺术家

迈阿密海滩 SCOPE 艺术博览会
2013.12.03 迈阿密海滩

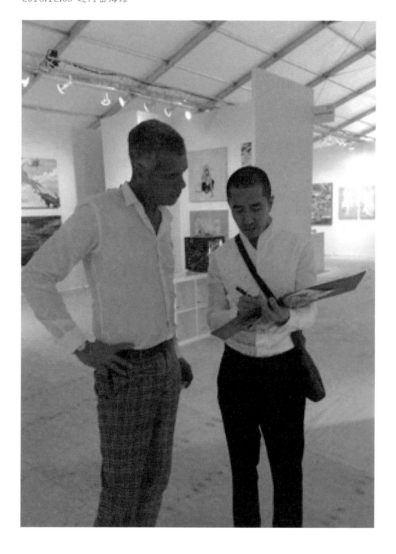

Crossing the Pacific Ocean
China Contemporary Art Exhibiton

SCOPE MIAMI
BEACH 2013
DEC 2-8

C13, BEAUTIFUL ASSET ART PROJECT (Beijing)

SCOPE
MIAMI BEACH 2013
INTERNATIONAL CONTEMPORARY ART SHOW
DECEMEBER 3 - DECEMBER 8

RED DOT
MIAMI
B113, BEAUTIFUL ASSET
ART PROJECT (Beijing)

SPONSOR : BEAUTIFUL ASSET ART PROJECT (BEIJING)
ORGANIZER: CIEA.BA EXHIBITION CO.,LTD.
        CHINA YOUNG ARTISTS PROJECT
SUPPORTER: MINISTRY OF CULTURE OF THE PEOPLE'S REPUBLIC OF CHINA

与整形美容相关的当代艺术家

威尼斯行

2015.05.09 威尼斯

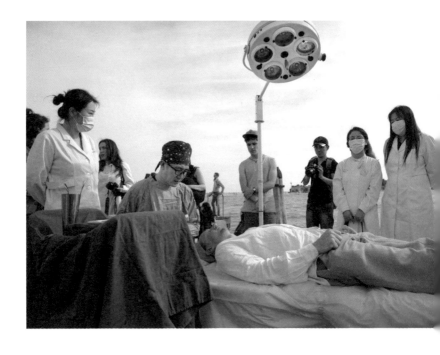

整形美容与当代艺术

AN ART TOUR IN THE TRONCHETTO ISLAND AT THE 56TH VENICE BIENNALE
VOLUNTEERS NEEDED FOR THE PERFORMANCE ART, ROMANTIC RESCUE

第56威尼斯国际艺术双展特隆凯托岛艺术之旅
《浪漫的救赎》行为艺术招募志愿者

56esima Biennale d'Arte di Venezia: un viaggio artistico per l'isola del Tronchetto
《REDENZIONE ROMANTICA》
BANDO VOLONTARI PER PERFORMANCE ARTISTICA

Il famoso artista Han Xiao e' lieto di invitarla a partecipare ad un tour artistico gratuito di Venezia in barca tra le bellezze naturali della laguna e nel quale poter partecipare ad un party artistico

Numero Massimo：120 persone
Unica richiesta：vestire abiti del personale medico (foriniti dall' artista)
Luogo di ritrovo：Venezia, pontile di Tronchetto
Data：2015-5-10 pomeriggio dalle 14:00 alle 18.00
14.00-15.00 le persone salgono sulla barca
15.00-17.00 tour in barca
17.00-19.00 party sulla riva
Contatti email：2985026692@qq.com

Descrizione opera：《Redenzione Romantica》e' una performance artistica che mira a suggerire ad un pubblico vasto e facendo ricorso ad un linguaggio sarcastico il concetto della non-esistenza di una bellezza perfetta e salutare: in ognuno di noi e' recondita una "malattia" ed il valore aggiunto sta nel saper vivere.
A tale scopo, ci auguriamo di trovare riscontro nell' aiuto di volontari che siano interessati a collaborare alla realizzazione della performance artistica di Han Xiao e, nel contempo, a

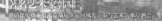

Free participation An opportunity to experience art
Enjoy the wonderful canal tour   Magic voyage

Completamente Gratuito   – Arte Sperimentale
Emozione Naturale – Viaggio Mistico

全程免费/体验艺术/感受运河/神奇航程

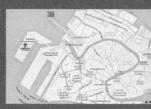

里尔 3000 ——复兴

2016.06.02 法国

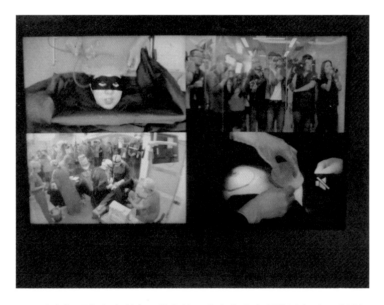

　　继参加了在意大利米兰举办的亚太当代艺术邀请展之后，世界知名艺术家韩啸又一次现身于国际艺术领域，其作品《手术》在法国里尔 MUBA 美术馆"里尔 3000 ——复兴"艺术展亮相。

做整形的人韩啸 V

♂ 粉丝:531830

展览时间：6.2 —— 6.19

展览地点：法国，里尔，MUBA 美术馆，群展；

展览作品：L'op é ration

展览方式：摄影与影像结合

欧洲风险大，叔没去 ~

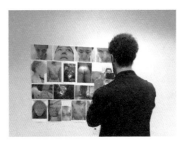
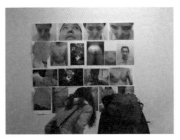
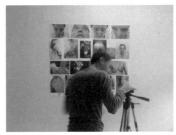
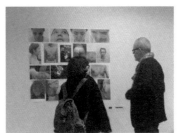

与整形美容相关的当代艺术家

手术——韩啸行为艺术展
2012.05.12 济南

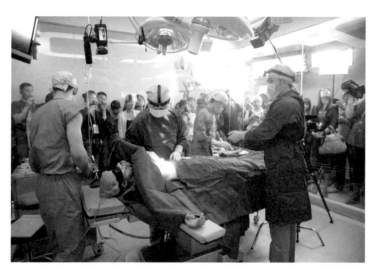

手术 行为现场

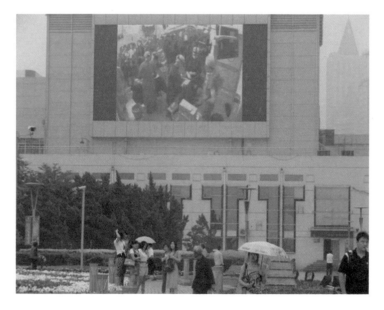

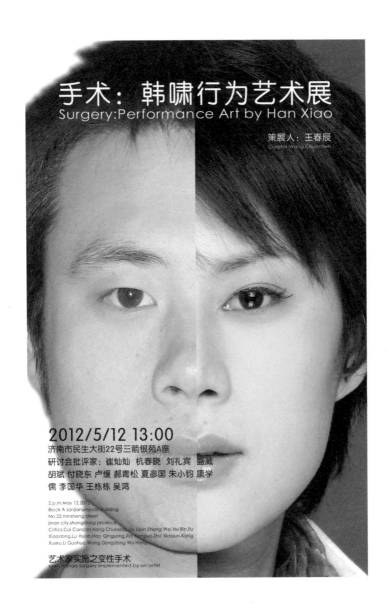

手术：韩啸行为艺术展
Surgery:Performance Art by Han Xiao

策展人：王春辰
Curator:Wang Chunchen

2012/5/12 13:00
济南市民生大街22号三箭银苑A座
研讨会批评家：崔灿灿 杭春晓 刘礼宾 盛葳
胡斌 付晓东 卢缓 郝青松 夏彦国 朱小钧 康学
儒 李国华 王栋栋 吴鸿

2.p.m.May 12.2012
Block A sanjianyinyuan building
No.22.minsheng street
jinan city.shangdong province
Critics:Cui Cancan,Hang Chunxiao,Liu Libin,Sheng Wei,Hu Bin,Fu
Xiaodong,Lu Huan,Hao Qingsong,Xia Yanguo,Zhu Xiaojun,Kang
Xueru,Li Guohua,Wang Dongdong,Wu Hong

艺术家实施之变性手术
sex change surgery implemented by an artist

与整形美容相关的当代艺术家

整形——韩啸行为艺术展
2012.08.09 北京

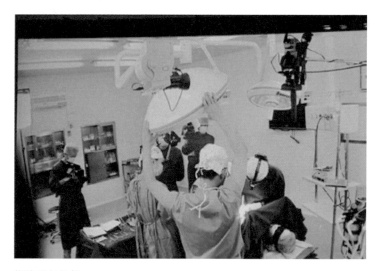

整形 现场视频

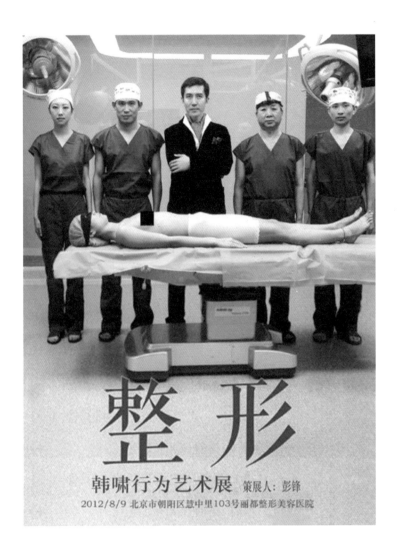

整形

韩啸行为艺术展　策展人：彭锋

2012/8/9 北京市朝阳区慧中里103号丽都整形美容医院

今日不做整形——韩啸行为艺术展
2012.08.25 北京

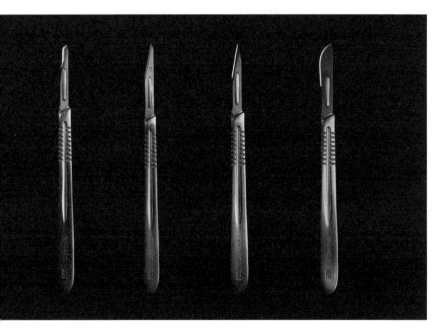

整形的刀 摄影

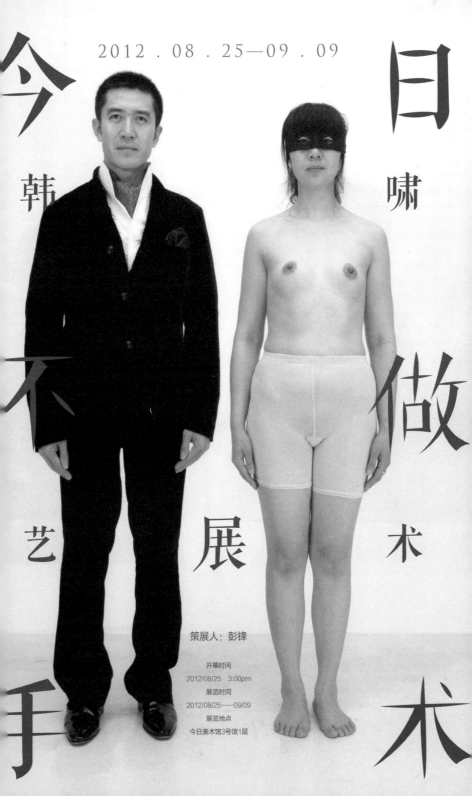

胜者为王 败者为囚
斗蟋蟀——韩啸行为艺术展
2013.10.09 北京

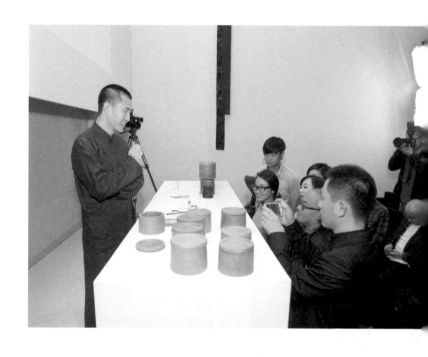

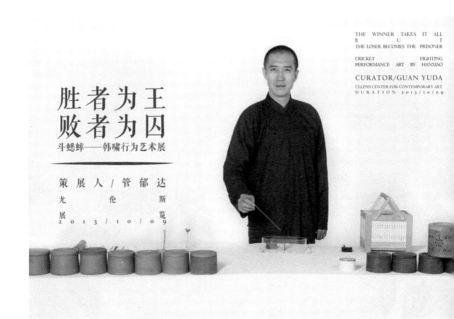

胜者为王
败者为囚

斗蟋蟀——韩啸行为艺术展

策展人/管郁达

尤伦斯

展览

2013/10/09

THE WINNER TAKES IT ALL
B U T
THE LOSER BECOMES THE PRISONER

CRICKET FIGHTING
PERFORMANCE ART BY HANXIAO

CURATOR/GUAN YUDA
ULLENS CENTER FOR CONTEMPORARY ART
DURATION 2013/10/09

与整形美容相关的当代艺术展

肉身的力量——韩啸的手术刀

2013.10.20 北京

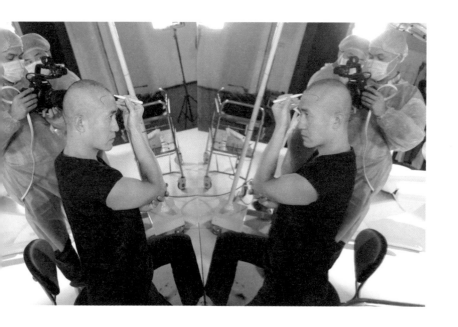

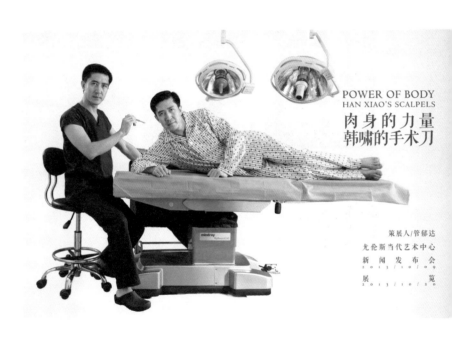

POWER OF BODY
HAN XIAO'S SCALPELS

肉身的力量
韩啸的手术刀

策展人/管郁达

尤伦斯当代艺术中心

新 闻 发 布 会
2 0 1 3 / 1 0 / 0 9

展　　　　览
2 0 1 3 / 1 0 / 2 0

做整形的人韩啸 V
♂ 粉丝:531830

海杰策展的艺术家工作室开放计划。23 日下午两点，谁上我的床～

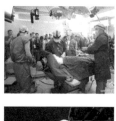 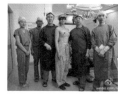 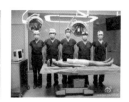

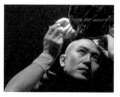 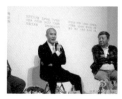 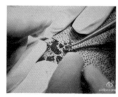

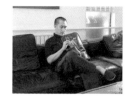 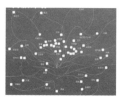 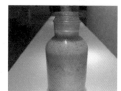

整形美容与当代艺术

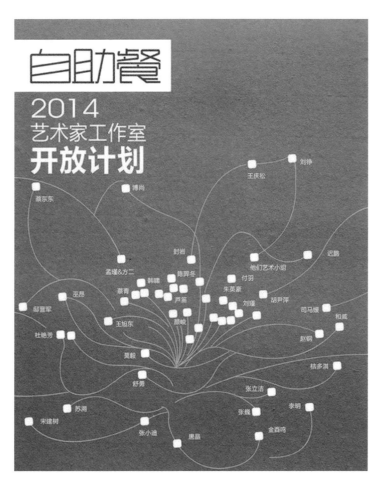

自助餐
2014
艺术家工作室
开放计划

刘铮
王庆松
博尚
蔡东东
封岩
迟鹏
孟瑾&方二
陈卫冬
他们艺术小组
韩啸
付羽
蔡青
朱英豪
胡尹萍
巫昂
芦笛
刘瑾
司马媛
邱宣军
和威
杜艳芳
王旭东
颜峻
赵刚
莫毅
桔多淇
舒勇
张立洁
苏渊
李明
宋建树
张巍
张小迪
唐晶
金酉鸣

谁上我的床
2014.5.23 北京

与整形美容相关关的当代艺术家

做整形的人韩啸 V
♂ 粉丝:531830

"熵"—— 一场探讨美的求是征途。当这个时代的目光已然完全投射于身体的时候，叔义无反顾肃然起敬于那些为了真理炼狱般的光芒诱惑而献出一己肉身的逝者。说人话，嗯，4.4，叔在798国际艺术区出没，约不？

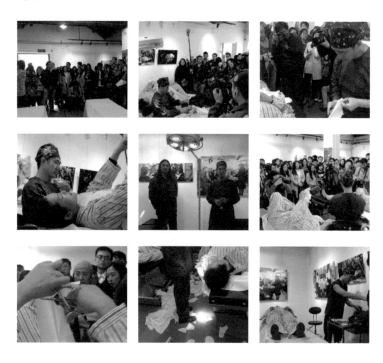

整形美容与当代艺术

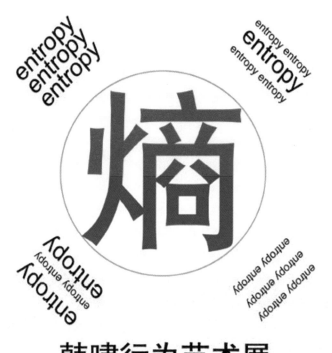

韩啸行为艺术展

策展人：韩啸
艺术家：韩啸
学术支持：程美信
协助：陈怡丽　靳魏坤
主/协办：啸基金　中方角画廊

熵

2015.4.4 北京

自强的迫力
2015.05.29 济南

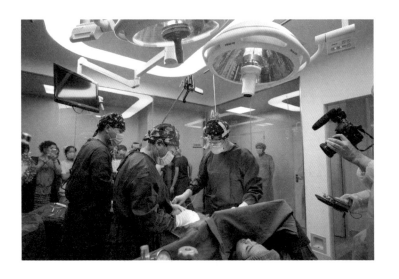

整形美容与当代艺术

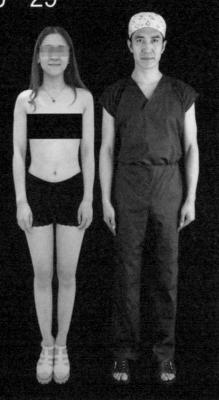

自强的迫力

韩啸丰胸手术直播

2015·05·29

主办：北京韩啸医疗美容
　　　济南韩氏整形美容医院
协办：浩仕文化
　　　山东时代美术馆
　　　山东韩氏美学研究院

媒体支持：
新华网、凤凰网、优酷、腾讯、新浪、
搜狐、大众网、鲁网、舜网、新氧、
太平洋时尚网、悦美网、东方虹、
婴吧、新视听、山东电视台、齐鲁
电视台、济南电视台、现代青年、
中国文艺家、大众日报、齐鲁晚报、
济南时报、山东商报、新旅报、都市女报、
视周刊、生活日报、山东青年

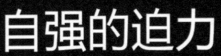

与整形美容相关的当代艺术家

与上帝掰手的人

2015.08.22 上海

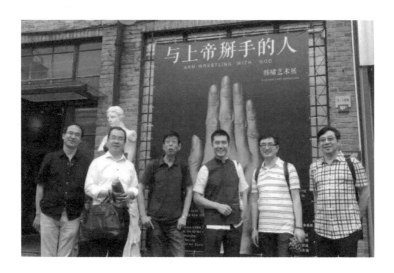

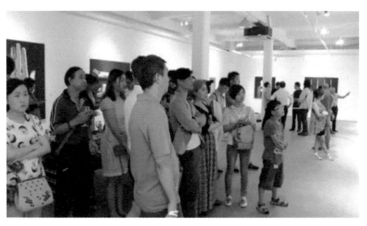

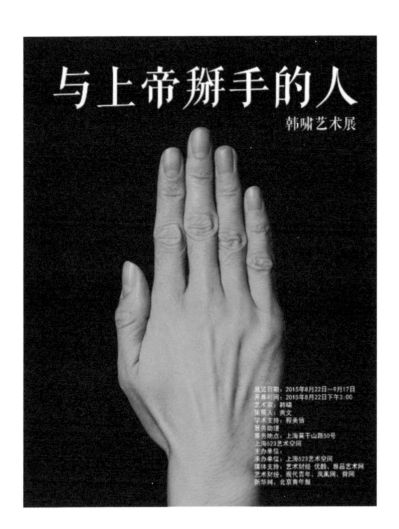

与上帝掰手的人

韩啸艺术展

展览日期：2015年8月22日—9月17日
开幕时间：2015年8月22日下午3:00
艺术家：韩啸
策展人：吴文
学术支持：程美信
展务助理：
展务地点：上海莫干山路50号
上海623艺术空间
主办单位：
承办单位：上海623艺术空间
媒体支持：艺术财经 优酷 雅昌艺术网
艺术财经、现代青年、凤凰网、腾网
新华网、北京青年报

与整形美容相关的当代艺术家

美·术

2016.01.18 三亚

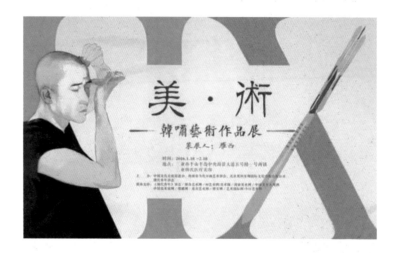

做整形的人韩啸 V
♂ 粉丝:531830

三亚就是叔的塔希堤 Tahiti ~

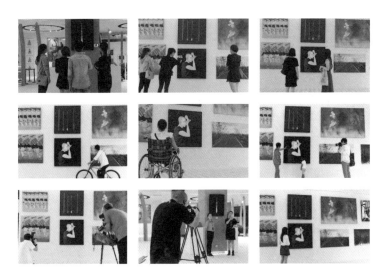

做整形的人韩啸 V
♂ 粉丝:531830

术后帅哥是标配~

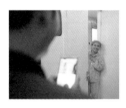
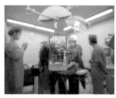
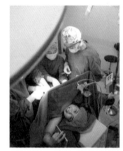
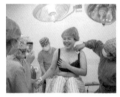
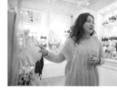
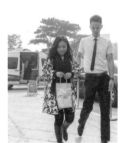
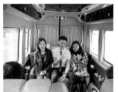
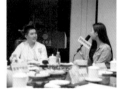

直播：韩啸行为艺术展

2016.10.13 北京

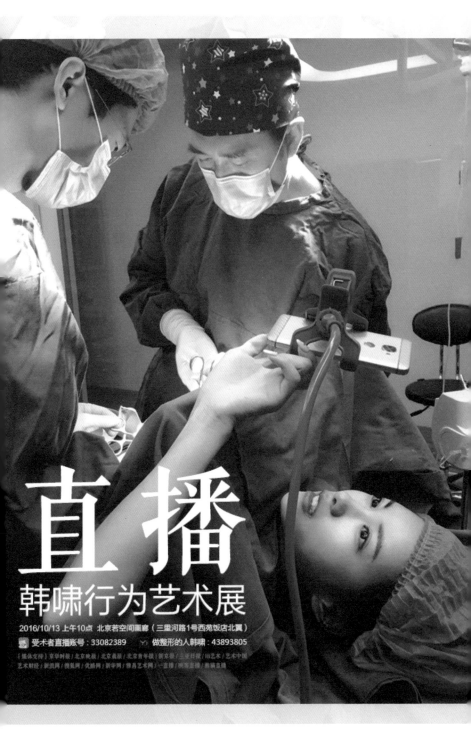

直播

韩啸行为艺术展

2016/10/13 上午10点 北京者空间画廊（三里河路1号西苑饭店北翼）

受术者直播账号：33082389　　做整形的人韩啸：43893805

【媒体支持】京华时报/北京晚报/北京晨报/北京青年报/新京报/三家日报/IB艺术/艺术中国
艺术财经/新浪网/搜狐网/优酷网/新华网/雅昌艺术网/一直播/凤凰直播/映客直播

装置艺术

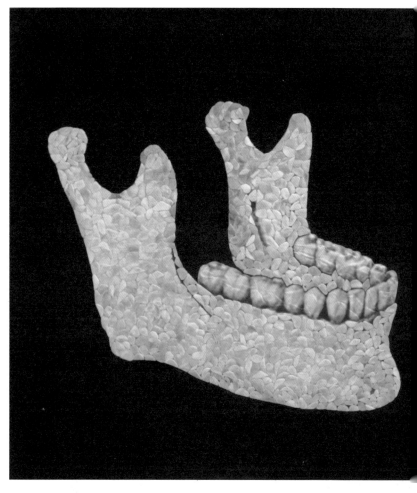

《下颌角》

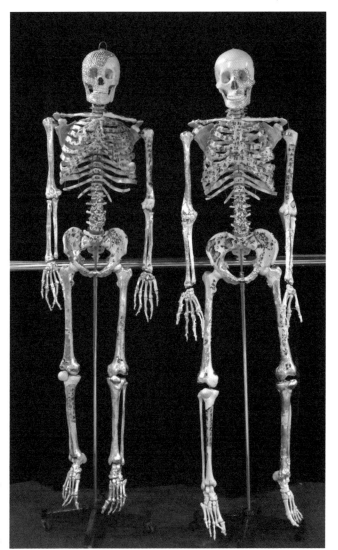

《作品 16 号》

与整形美容相关的当代艺术家

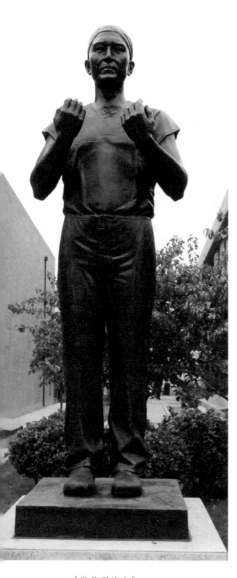

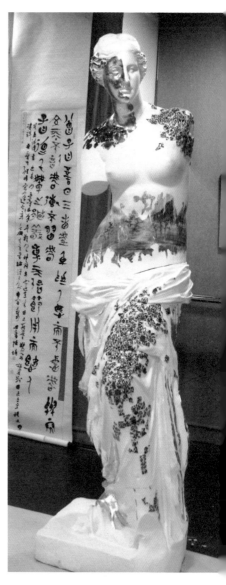

《做整形的人》　　　　　　　　　　　《作品 8 号》

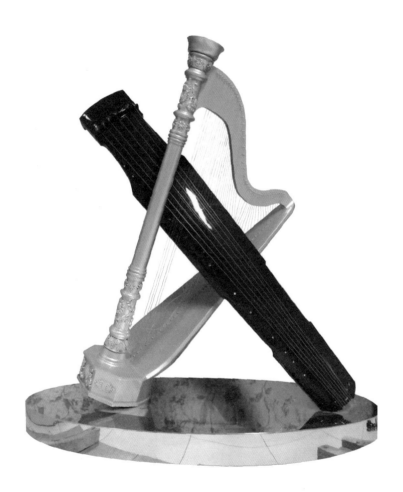

《琴》

与整形美容相关的当代艺术家

书画艺术

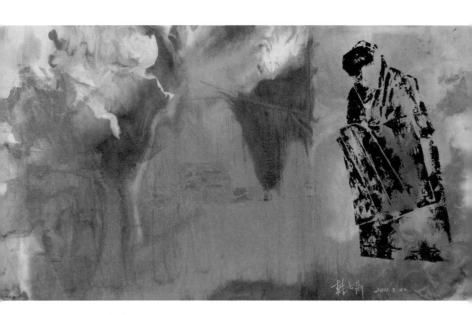

《2011 年 1 月 11 日孔子像矗立在天安门广场》

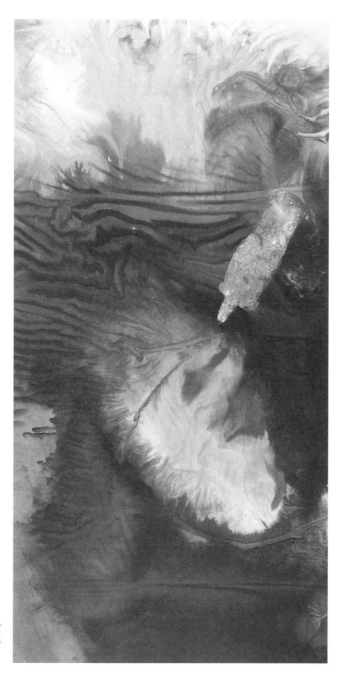

《幻》

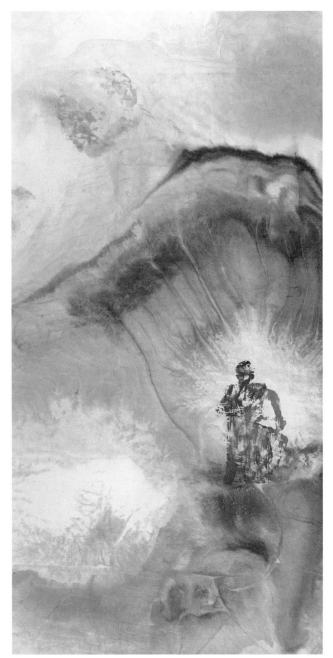

《坐像1号··空》

整形美容与当代艺术

《坐像2号：启示》

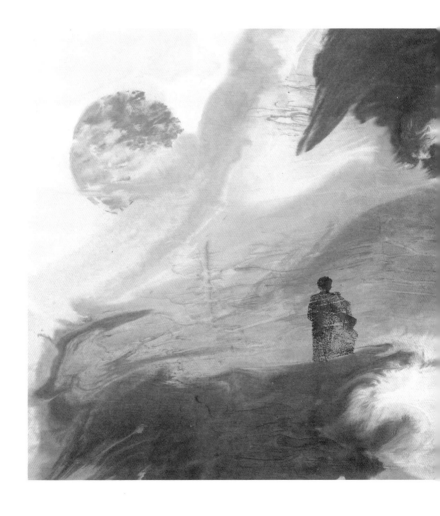

与整形美容相关的当代艺术家

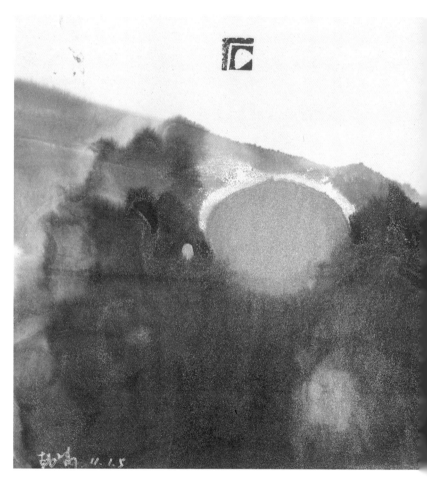

《祈》

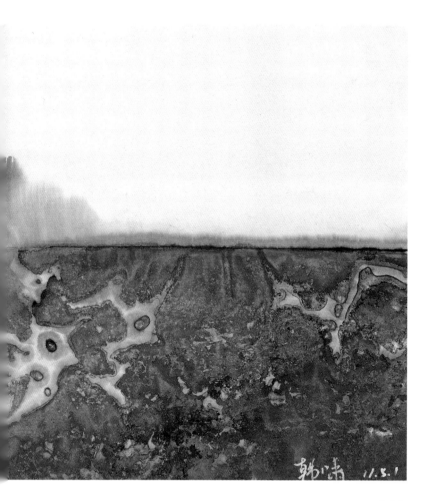

《殇》

与整形美容相关的民艺术大家

永和九年，歲在癸丑，暮春之
初，會于會稽山陰之蘭亭，脩禊
事也。群賢畢至，少長咸集。此
地有崇山峻嶺，茂林脩竹；又有清流
激湍，映帶左右，引以為流觴
曲水，列坐其次。韓蕭無絲竹管弦
之盛，一韓一詠，亦足以暢敘幽
情。是日也，天韓氣清，惠風和韓
觀宇宙之大，俯察品類之
盛，以韓目韓蕭之，以極韓韓蕭
呼，以蕭目韓蕭可韓也。夫人之韓蕭緯
韓蕭可韓也。夫人之韓蕭緯言一室之
一世，或取韓蕭根蕭

韓蕭斜滿蕩發緯陵之諉，今
二由今之視昔普韓蕭蕭令
韓蕭之韓蕭固知一鼎生韓蕭
發合一韓蕭昔人諸蕭之由韓不
覿韓戕嘯韓蕭普人之靖蕭之由
韓碎霸蕭人二歲東二大蕭鑒
雜疴哞柒誵輾琓績絲韓絲繞
嫀鏡衡韓蕭之蕭蕭近韓床
蕩蕪遍蕨蕭嵋絑之素疹蕭蕭
瓶蕪末韓蕭蕭蕪蕭碗韓轍絡蕭

銀蹄人錄韓爾迷雜韓蕪徒事
具蕭啲興蘰靕蕭一也後之攬
者二韓蕭绪韓蕭朸衬新文

《韩啸·兰亭序》

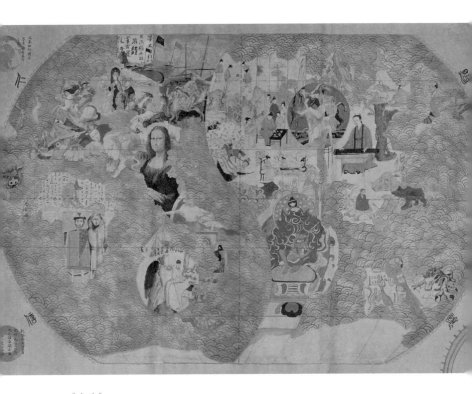

《出路》

整形美容与当代艺术

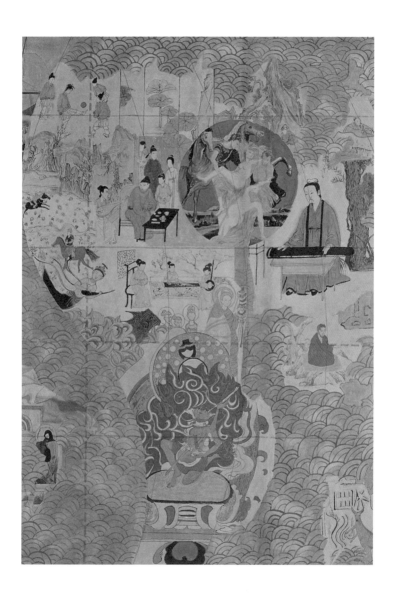

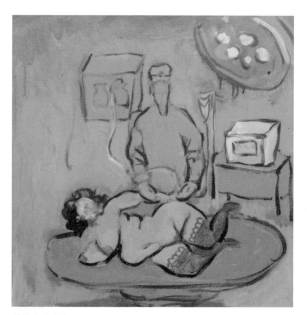

《整容7号》

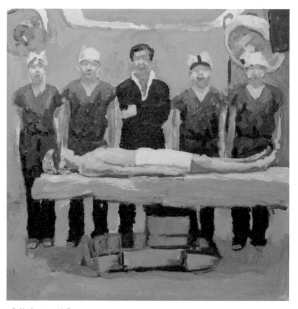

《整容11号》

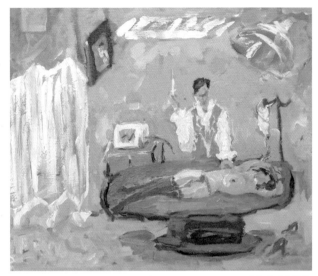

《整容 17 号》

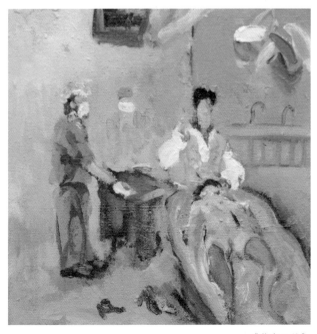

《整容 3 号》

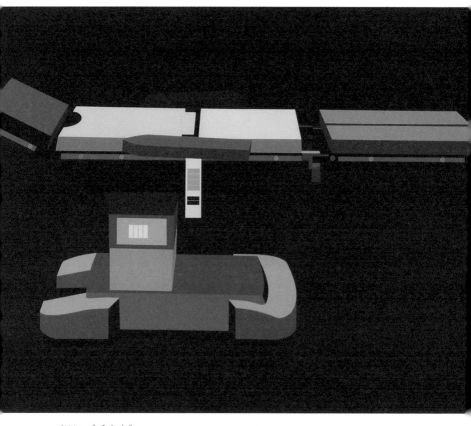

CMYK-《手术床》

整形美容与当代艺术

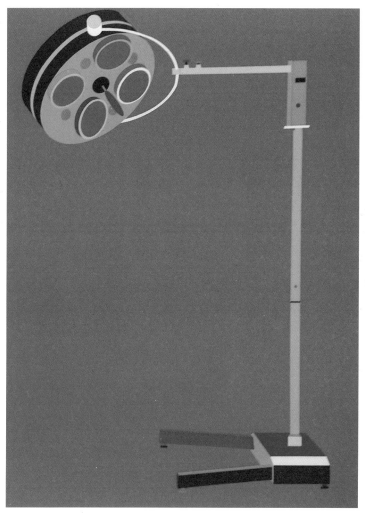

CMYK-《无影灯 1》

与整形美容相关的当代艺术家

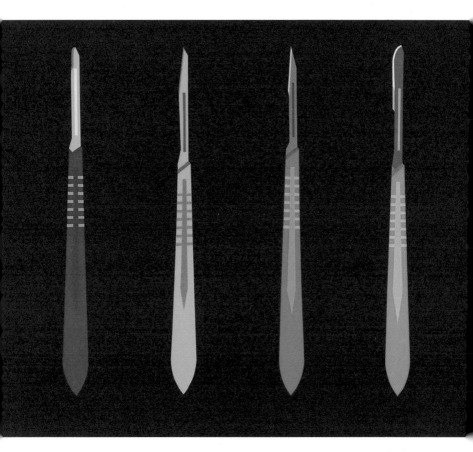

CMYK-《四把手术刀》

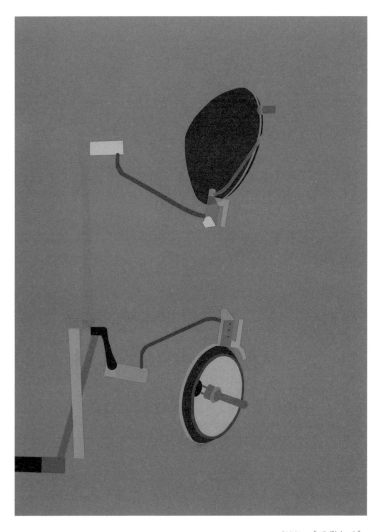

CMYK-《无影灯 2》

与整形美容相关的当代艺术家

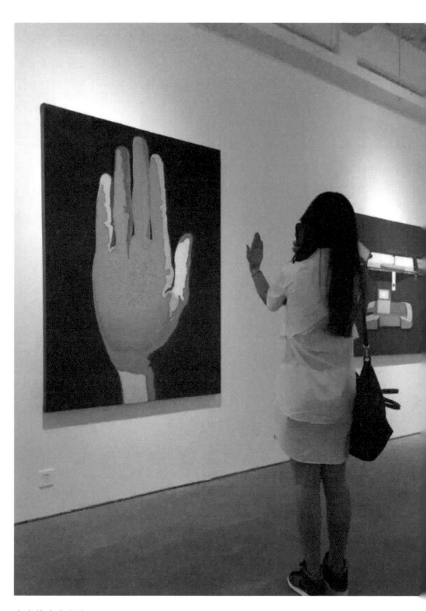

上海韩啸艺术展

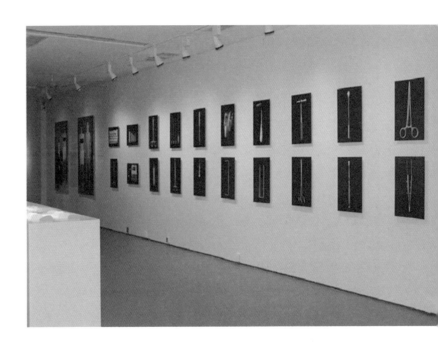

与整形美容相关的当代艺术大展

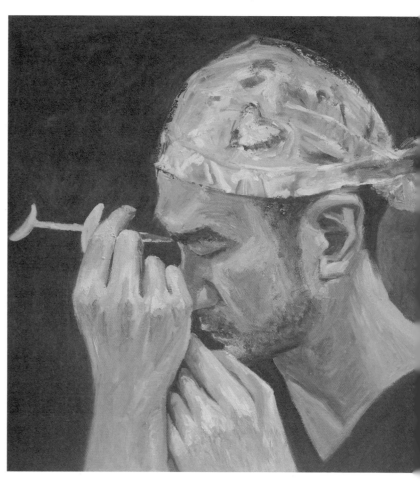

《吉11号》

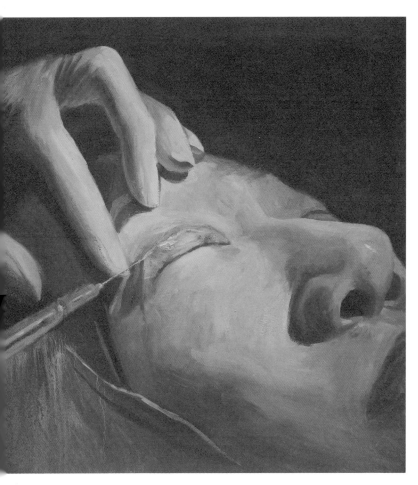

《双眼皮手术之一》

与整形美容相关的当代艺术家

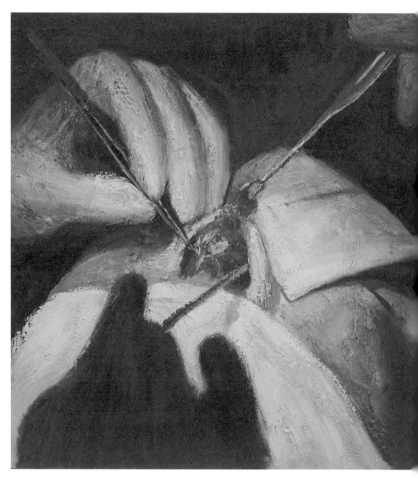

《隆鼻手术之二》

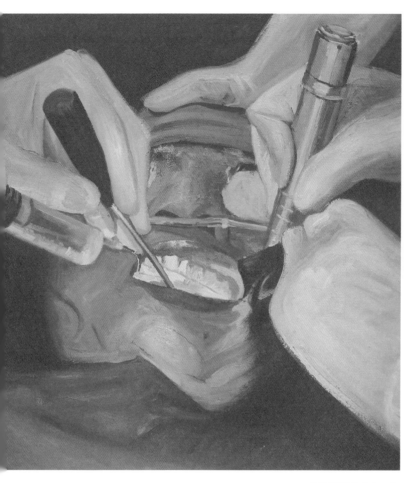

《隆下颏手术之二》

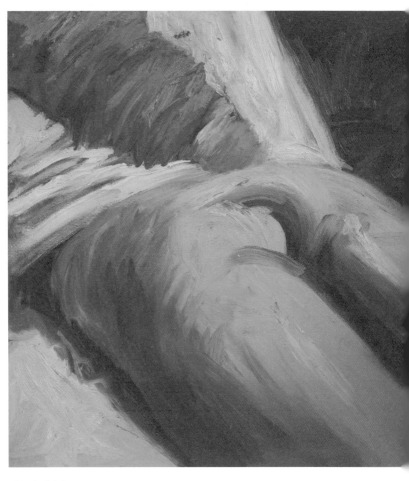

《吸脂手术》

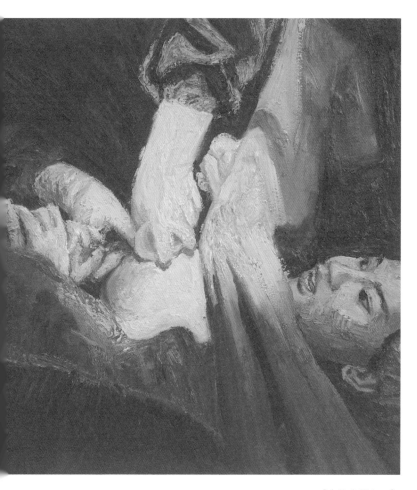

《丰胸直播之二》

与整形美容相关的当代艺术展

批评家说

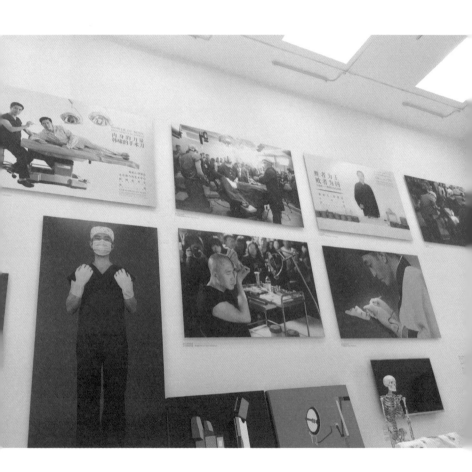

实现你的潜能：韩啸的易逝美学

文 / 夏威夷大学哲学系教授、《全球美术研究》主编 约瑟夫·谈克（Joseph Tanke）

我们的躯体属于谁？这是韩啸的近期作品中提出的众多深奥、微妙及令人困扰的问题之一。正如我们中的许多人天真认为的一样，我们是否属于我们自己呢？或者我们是社会、文化和历史等不受我们控制的力量的产物？即便某个人最终能对他或她自己的身体负责，但在多大程度上我们才能说他或她完全掌控了自己的身体，特别是我们协调身体及思想所依据的价值标准先于我们形成、比我们的生命更持久，最终又将弃我们而去？

现在的艺术界已达成共识，将韩啸描述为一个人文主义者、一个古典艺术和智慧的爱好者。

也许我们不应该对医生放松要求，尽管现在东西方的医疗机构已越来越脱离于先前的人道主义基础。不过，我倾向于认为韩啸的作品深刻地反思了我们人类的命运。事实证明，我们居住的世界与人类本性的传统观念日益矛盾，这必定会对人体的范围、大小和能力产生不利的影响。需要亲口说出来吗？在某一点上，人类文明就越过了一道门槛，之后，技术操控便取代了本就虚无缥缈的人性观。长期以来，这一虚构阻止了技术对人类形式的巨大改变。然而今天，我们生活在个体通过仔细设计数字化仿形、选择脑化学来改变情绪与个性，以及更高层次的物质可塑性实现随心所欲地改变其特性或者表面上看来随心所欲的时代。就实际情况而言，我们已经远远偏离了人类的天性，所以或许现在仅需要一个口号就能够将人类团结起来：通过人体工程学实现更好的生活是有可能的。

今天，艺术博物馆将展出一个由三部分组成的韩啸最新成果的展览。2012年8月25日的展出将使广大艺术爱好者有机会见到张磊——韩啸变性手术的受试人之一。游客有机会与他进行一对一的交流，这让人联想起玛莉娜·阿布拉莫维奇最近在纽约现代艺术博物馆举办的一场名为"艺术家面对面"的演出。然而，若不是遇到一位沉默的艺术家，

参观者将会得到更多关于张磊的模棱两可的形象。她在这里是艺术品吗？是艺术家自己的特性吗？还是韩啸的合作者？展览会的第二部分包括韩啸最近所做手术的工具、文件和一次性用品，如2012年8月8日杨玉环隆胸所用的东西。最后，我们还有雕塑，那些未安装的雕塑由一些骨骼碎片及其他有机材料构成。考虑到韩啸的绘画经验，很多人可能会以中国古典美学的视角来欣赏这些雕塑，这是正确的做法。无论如何我都要强调，这些物体用于博物馆的背景是多么的不和谐，并且从人们的文化习惯、有机分割方面看，是令人感到无比混乱的艺术组合。像"下颌角"(2011)这样一部由400多位患者骨骼所

构成的作品，人们怎么可能不视之为不朽的作品，一个我们渴望可以除去我们自身令人讨厌的一面及在此过程中所承受痛苦的不朽作品？

归根结底，当今世界，是什么驱使着人们自我改变的不懈渴望，而在这一过程中，对美的追求又扮演了怎样的角色？而且也许最重要的是，我们是根据谁人定义美的标准来重塑我们自己的？这些是需要认真思考的问题，不仅仅是由那些正在经历选择过程的人们，而且还要由整个社会来思考。这些是极其重要性的道德与哲学问题，但这些问题必须要以直接和发自肺腑的方式提出来。也许这些问题只能由整形外科医生转行的艺术家以恰当的方式来表达。

基于这些考虑，对于韩啸欣赏哲学，特别是米歇尔·福柯的反人文主义思想并不是一件令人吃惊的事情。福柯用西方国家的方式教给我们如何再一次思考系统、过程、能力的关系，以及最重要的历史，而不是主题与个体。在这里需要着重指出的不仅仅是福柯与韩啸都共同探讨的话题——如肉体、性别、性向、医学史和权利——还有他们在探寻以上这些问题时采取的方法所蕴含的共性，即两人在进行各自研究时体现出来的小心谨慎、分析推理和去主观化倾向。很多人会对韩啸作品中愁绪的缺乏以及对发表社论的大胆拒绝感到惊奇。韩啸不会为更早的时代抹上浪漫色彩，也不会冥思苦想如果人类与科技之间的关系不同时会发生什么样的事情。

他的作品是对世界本身的拥抱。并且它们需要这样。对于那些来向韩啸寻求帮助、希望在生命里增加更多美丽的年轻女性，人们有何资格妄加指责？不论何地，当我们的感官根据审美标准重新进行条件反射时，人们依靠美丽的法宝能够体现何种价值观呢？

在这里引用另一位法国后结构主义者的思想有助于更好地理解由韩啸的实践所引发的一些问题，即让·鲍德里亚的作品。在"罪恶的透明"(1993)中，鲍德里亚表达了一种对艺术界激烈的、广泛的批评，正是这同一个艺术界，在 20 世纪 80 年代热情地接纳了他的作品。他声称，尽管先驱自命不凡，但是其已经确定无疑地被重塑日常生活的审美行动所超越。鲍德里亚明确地用"超美学"的概念来表达想法——艺术现在存在于世界各地，除了美术领域！超美学，连同"超政治"、"超经济"以及"变性"观念指出了不同领域的崩溃，曾经被认为分开就能融入一体。对于鲍德里亚而言，现代性是一种令人眼花缭乱的过程，因为这一过程，艺术、政治、经济学和性别的符号变得完全与无可救药地混乱。超美学指出了这场由广告人、大众传媒、政客和色情作品制作者执行的运动，艺术因此丧失了其边界，并且丧失了其使人震撼，感到诱惑与冒险的具体能力。在一个世界化的美学里，那些画廊和博物馆还有什么用处？

韩啸的作品会令许多人感到不安，但不是其程序本身，而是他使用这些程序解决艺术概念问题的方式。长期以来，艺术与医学保持着一种紧张而不可分割的关系。有的人总是把艺术家与"医学人物"拿来作比较，比如巫师、治病者，甚至那些需要一定基础绘画技巧的研究解剖学的人。另外，在现代艺术主导的叙述方式崩溃后（根据这种叙述方式，每一种艺术媒介的责任是只能运用其固有的自我批评，实现其自身的纯洁性），艺术以焕然一新、前所未有的方式向科学靠近。很多人都在寻求复兴艺术的方法，而

却用其他技术、知识形式及生活领域玷污了艺术。然而，只要艺术仍然控制着这个过程，那些从事艺术生产、展示以及消费的人们便会更乐意接受这样的理念。他们几乎不会遵守应用科学的观点去模糊艺术与生活的界限，也不会赞成用医学人物的观点去窃夺艺术的力量。

那他们究竟在做什么呢？不仅仅是韩啸一个人认为艺术与医学有着深刻的联系，这是一个值得深思的问题；他给我们留下了一系列严肃的关于在当今世界艺术地位的问题：当今艺术存在于哪里？是存在于作为表演被小心翼翼地展现出的过程本身呢，还是张磊和杨玉环已经完成的作品中？是在那些为博物馆参观者展

览的艺术品中呢，还是在结合这些不同作品的概念中？

类似一连串问题也就艺术家的地位而将其呈现出来。如果韩啸执行了张磊和杨玉环的指令，那么他仍然还是艺术家吗？他是在扮演他们的美学观念，他自己的，还是其他人呢？张磊和杨玉环能被称为是艺术家吗？或者说，他们自身至少算是有独特个性的人？把他们称作"合作者"是否恰当？我们又该如何解释这样的事实，即韩啸坚持 2012 年 8 月8 日进行隆胸手术，杨玉环的迷恋者做第一个切口？我倾向于将其视为一种令人心碎的举动，一种一语道破当代世界爱情本质的具有挑衅意味的艺术选择。我们不再无条件地爱别人，而是我们

将他们重新改造以适应我们的理想。

如果这些（艺术）行为让我们感到神经脆弱的话，那是因为我们在这些行为中看到更加细微地发生于我们与朋友、家人、爱人和整个文化谈判中戏剧化的一幕。难道我们不是一直被这种交换所重新塑造的吗？反之，当我们用暗示及恭维之词影响他人的容貌之际，我们何尝不想亲身尝试一些小型的整容手术？在一天结束的时候，恰当的言语与解剖刀之间区别的是什么，文化在我们身体上进行的符号手术与韩啸的实际手术之间的区别又是什么？

正如我所说的，如果我们的身体不再属于我们自身，而相反

地被社会、文化和历史所彻底渗透，难道我们还看不到艺术也遭受了同样的境遇吗？我认为，这就是韩啸的工作所抓住的关键。现在，艺术在我们的身后进行着，在无人实际掌控的匿名的社会及历史力量中进行着。在这方面，韩啸与他的志愿者／被试／对象之间的关系模糊不清，所以他即使暴露出不完美也无可厚非，这是欧洲美学黄金时代和后现代理论家们都共同存在的问题。创作一件作品时如果缺少应有的程序，艺术家、客体、自然和文化就会变得极其混乱，但是不能因此就把结果简单地归为一个接一个的事物。

然而，韩啸的艺术大都是将美再一次引入现代艺术，这是在艺术家工作室或是当代博物馆之外创造的美。这是广告商、女性杂志、男性幻想以及对年轻、完美及永恒的渴望所构想的美。但也许，最核心的内容是，韩啸的作品表明了在丧失自我的过程中发现的美，或者更彻底地说，意识了到我们从未拥有可以丧失的自我。

策展文章

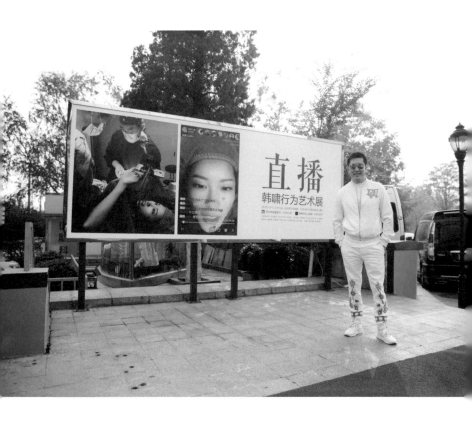

整形美容与当代艺术

直播

文 / 韩啸

1750 年，在德国哲学家鲍姆加登的第一卷《美学》出版之后，原本身份混沌而可疑的"艺术"(包括艺术家)就逐渐与哲学、科学、工艺划清了界限。所谓科学求真、艺术求美，"高贵的单纯，静穆的伟大"这一温克尔曼的艺术信念，更是在接下来的 200 多年里化作了一代代新古典主义学院派手执画笔与刻刀的终极动力。

伴随着工业革命的完成和资本主义"自由竞争——帝国主义——后现代全球化"的百年三级跳推进，狭隘而僵硬的学院派艺术愈加难抵艺术史进程中浪漫主义、种种现代主义先锋派趣味反叛与艺术革命的炮火，时至今日，尤其是在 20 世纪后半叶风起云涌的"后现代——当代艺术"实践的催化下，艺术的门类与形式、边界与趣味虽不至无远弗届，但已大大拓展的事实几近家喻户晓。

既然在毕加索的《亚维农少

女》之后，"美"不再是艺术的核心，杜尚的《泉》之后"技"也绝非艺术的必要条件，那么2016年10月13日，一场通过网络及手机在画廊空间里全球直播的整形丰胸手术，又能给当下的艺术实践涂抹上一笔怎样的亮色呢？

"直播"的亮色在于，韩啸兼具一位整形医师的身份，而临床外科医学实打实"科学"式的思维训练，使其"真正有能力"去敏感地去反思或者去反制当下宰治我们所有人生活的技术性境遇。整形手术以及手术室出于安全无菌的需要，本是很难让大众在场与观看的神秘过程及密闭空间，而韩啸通过互联网直播，使得复杂精细的整形外科手术和秘不示人的手术室得以全方位解蔽与透明化，"直播"的重点既不在于手术过程，也不在于艺术家，而主要聚焦于手术接受者在手术过程中与全球异域时空观众的实时互动。这一艺术方案更加智慧和困难之处在于——这种互动本是不可能的，正如没有人真正体验过死亡一样。从某种意义上讲，也几乎没有人真正体验过手术本身，传统丰胸手术要求受术者全身麻醉神志消散，而韩啸却通过自己独创的精湛的肿胀麻醉术，使得受术者得以灵魂出窍般一分为二地去经受与描述这一非凡体验。在艺术实施的过程中，直播主体的意识既是彻底清醒的又是被局部遮蔽的（没有痛感），而这一独特的自我体验又将通过虚拟的网络真实地分享给每一个他者。

我们不难设想，这是一场着眼于技术间性与主体间性极具开创性的当代艺术施为——隐匿复杂的整形外科技术与开放在场的互联网直播技术联姻，对于异域时空的观众主体来说，他们仿佛是在场的。而当观众不断地与受术者互动的时候，真正在场的艺术家对于观众来说又似乎不在场（因为观众只看到了手术接受者）。可实际上，手术接受者所传达的任何细微的生理与心理感受，又完全来自于艺术家对她肉身的形塑。

当手术结束之后，那个刚才还躺在手术室的姑娘将昂首阔步走出手术室，到北京最繁华的大街上享受更多预期中炙热的目光。如果这让你觉得有点怪异，那是因为要想理解这种态度、这种感受、这种趣味及艺术，这个时代还需要点时间。

本文系《直播：韩啸行为艺术展》序

与整形美容相关的当代艺术家

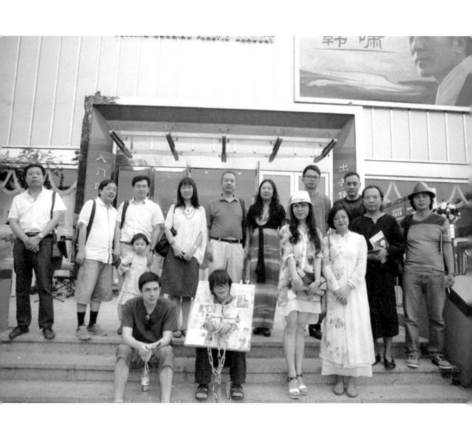

整形美容与当代艺术

观看·整形

文／韩啸

中国有句谚语叫做"耳听为虚，眼见为实"。

英文中同样也有精确对应的一则习语："Seeing Is Believing"。

这一切，都印证了视觉在感觉器官中无出其右的崇高地位。同时，视觉的重要性也被认知科学所佐证：人从外界所接收的各种信息中，80%以上是通过视觉获得的。

然而，需要注意的是，无论我们多么倚重通过于视觉来获得信息，这些信息却从来不能直接等同于观念，甚至，它们连知识都算不上。约翰·伯格在《观看之道》中意味深长地说："我们见到的与我们知道的，二者的关系从未被澄清"。而享誉世界的艺术史学者 E.H. 贡布里希，则通过他家喻户晓的"艺术的故事"试图了揭示："艺术家们从来都不是画其所见，而是画其所知。"

今天这个展览，相较手术刀之于身体，将更为锋利地诘问所见与所知、艺术与实践的边界问题，将再次把我们置入比 1964 年阿瑟·丹托偶遇安迪·沃霍尔布里洛盒子更具启发性的思考境地，丹托以"两件看似一模一样的东西（超市里的盒子和美术馆的盒子），为何一件是艺术品，而另一件则不是"成功向"瓦萨里——格林伯格"线性宏大霸权式的艺术进化论作诘难，而今天这个展览将在丹托的语境中进一步到引入米歇尔·福柯式的追问："我们何以被锻造成了这样一个认知主体，有何理由将整形手术排除在艺术之外？"

很少有人知道的是，如果按照瓦迪斯瓦夫·塔塔尔凯维奇在其煌煌巨著《西方六大美学观念史》中的详细考证，简直就没有任何一门技艺比整形手术更加符合从古希腊到文艺复兴末期的艺术观念，因为在那 2000 年中，艺术的核心要义便是人造之物、精湛的技巧以及最为重要的——理性的系统性知识。而我们现在对于艺术的狭隘观念及惯性认知，只不过是 18 世纪以来不断偶然产生并放大化了的艺术话语、艺术权力、艺术机构的规训产物。

21 世纪的医学生物技术，使得我们拥有了冲破上帝之茧重获理想形象的无限自由。而这种锻造自我形象的无限辉光，如果不能伴随着思想的自由，观看的自由，逃逸出艺术认知规训的自由的话，那么它将空具躯壳而黯然失色。也许会有人问：当艺术终结之后，它将走向哪里？这个展览的答案是：您走进了这个展览，而艺术走向了生活，走向了思想的自由及实践的无限。

本文系牛厂艺术区开园展暨工作室开放展《艺术与共享》序

与整形美容相关的当代艺术家

身体是上帝的殿堂

文 / 韩啸

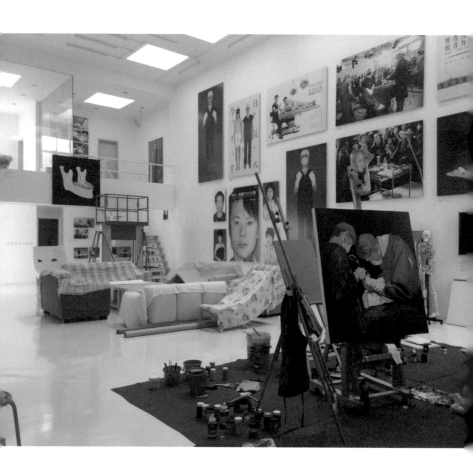

整形美容与当代艺术

蒸汽机发明之前的人类，力量是渺小可悲的。折腾了上百万年，也不过在地球母球生机勃勃广袤无垠的胴体上擦出几条划痕，蹭下几块瘀伤，于是在辉煌灿烂的艺术史中，中外艺术家笔下的风景虽不乏情怀万千，但这一题材的内涵和外延却长期裹不进人的踪影。

然而，现代性以来的百多年，科学和理性却陡然赋予人类改天换地颠倒乾坤的巨大力量，这股力量巨大到疯狂——不仅伐掉了森林杀死了上帝，克隆了动物改造了基因，而且使得今天的我们连想象一片纯粹的自然风景都成为了一种谵妄。

正是自然风景的不再，才彰显出人的存在。而人的存在，无论是作为政治、经济、文化等任何一方面的存在，首先都是一种身体的存在。在当今高度消费化同质化景观化及符号化的世界里，大地久被祛魅，风景早已改装，身体当仁不让地成为了可以普遍满足人性中永恒好奇和永恒欲望的最重要风景。这种好奇，并不必然是"窥视猎奇"意义上的好奇，这种欲望也不仅局限于"力比多"意义上的欲望。

身体是上帝的殿堂；身体是灵魂的容器；身体是文化的规训；身体是观念的战场……在这个展览的特定时间和空间里，我们希望将身体可见的形塑成观念多元的容，生成一线开放的关于身体的风景。

本文系
《形·容——身体的风景艺术展》序

后　记

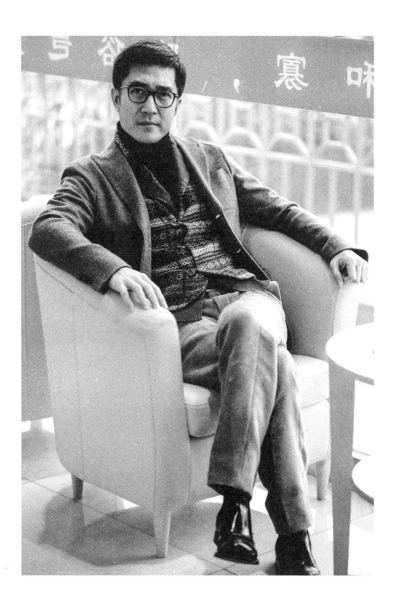

整形美容与当代艺术

当代艺术最终是让生活产生意义

对于画家及雕刻家来讲，艺术的关键在于通过其专业造型的能力，通过选择合适恰当的媒介材料，通过他们的想象力，把他们针对时代、社会、文化、历史和人的抽象思考及内在情感，巧妙地转化、物质化为一件件看得见摸得着的艺术物品。

整形手术作为一种技术本身，无论其牵涉到的设备和技术是何等复杂精细，但是就设备与技术本身来说它谈不上是什么艺术，就像无论多么昂贵的画笔颜料和炉火纯青的绘画雕刻基本功一样，这些材料媒介技法本身也不是艺术。

对于艺术家而言，手术是思考身体存在的过渡。通过整形手术，身体强烈地向我们言说了它所包含的一切问题：身体与社会、身体与身份、社会与艺术等。

以手术为题材的当代艺术让人回归生活，重新激活人的知觉力和物的可能性，寻找一种更自然的生命状态与艺术状态，引发更多对生活的思考。

清清凉凉意，疏疏密密风。试征后两句 _____

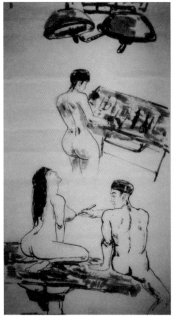

整容决定你的下限，而读书则决定你的上限。

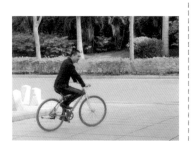

楼上看山、城头看雪、灯前看花、舟中看霞、无影灯下看美人，另是一番情景。

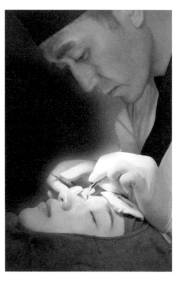

整容很难改变本质，50块的人民币整不成100块的。

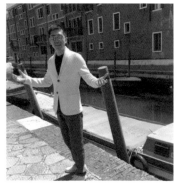

"韩叔以亲制珍摇笼，躬操炉火，忘情忘我，甚于造绝美之倾力。茶成，香冲玉门，天雨粟，鬼夜哭。事毕，睡三日，人憔悴。"偶然看到几年前的茶盒，玩茶也挺尽心～

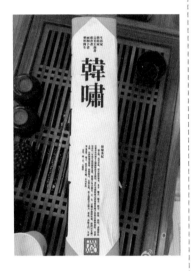

叔不鼓励整容，但是如果你决定要整，叔赞成你把钱交这儿～

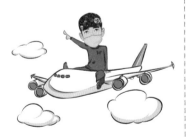

韩行在北京的雾霾里裹着袄，韩好在三亚的艳阳里露着腰；叔在三亚开医院，真好～

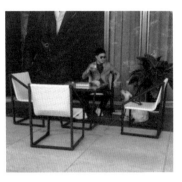

你们千万不要去拍啊。叔一向认为：最伟大艺术家在世的时候，作品都是卖不出去的～

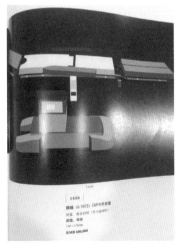

231

参考文献

[1] 彭吉象.艺术学概论（第4版）[M].北京：北京大学出版社,2015

[2] 夏洛特·伯纳姆 – 卡特,大卫·霍奇.世界当代艺术:200位艺术家及其作品鉴赏[M].北京:金城出版社,2015

[3] 姜黎黎.中国当代艺术概论[M].成都:四川美术出版社,2013

[4] 王宏建.艺术概论[M].北京:文化艺术出版社,2010

[5] 瓦尔特·比梅尔.当代艺术的哲学分析(未来艺术丛书)[M].北京:商务印书馆有限公司,2016.

[6] 琼·里弗斯,瓦莱丽·弗兰克尔.美得你伤不起 – 世上最强的整形美容指南[M].太原:山西出版集团,山西人民出版社,2011

[7] 赵振民.知名专家进社区谈医说病：整形美容[M].北京:化学工业出版社,2006

[8] 董金平 . 后女性主义社会理论下的女性美容手术研究 [M]. 南京 : 南京大学出版社 , 2013

[9] 范金财 . 整形美容外科的发展历史和展望 [J]. 中国医药科学 , 2011, 01(6): 5-6

[10] 柳大烈 , 鲁开化 . 整形外科部分人物及其历史贡献 [J]. 中国美容医学 , 1994, (1): 48-49

[11] 周刚 . 整形外科发展史 [J]. 中国美容整形外科杂志 , 2011, 22(10): 641-644

[12] 王炜 . 中国整形美容外科的历史和发展 [J]. 中华医学美学美容杂志 , 2007, 13(1): 50-52

[13] 汪民安 , 金惠敏 . 身体的文化政治学 [M]. 南京 : 河南大学出版社 , 2004

与整形美容相关的当代艺术家

[14] 黑格尔 . 美学 (1–3 卷)[M]. 北京 : 商务印书馆 , 2016

[15] 朱光潜 . 朱光潜美学文学论文选集 [M]. 长沙 : 湖南人民出版社 , 1980.

[16] 徐复观 . 中国艺术精神 [M]. 上海 : 华东师范大学出版社 , 2001.

[17] 宗白华 . 美学散步 [M]. 上海 : 上海人民出版社 , 1997.

[18] 丹纳 . 艺术哲学 [M]. 广西 : 广西师范大学出版社 , 2000.

[19] 周宪 . 视觉文化的转向 [M]. 北京 : 北京大学出版社 , 2008.

[20] 汪民安 . 福柯的界限 [M]. 北京 : 中国社会科学出版社 , 2002.

[21] 朱迪斯·巴特勒 . 性别麻烦 [M]. 上海 : 上海三联书店 , 2009.

整形美容与当代艺术

[22] 吴小英．科学、文化与性别——女性主义的诠释 [M]．北京：中国社会科学出版社，2000.

[23] 凯瑟·戴维．重塑女体：美容手术的两难 [M]．台北：巨流图书公司，1997.

图书在版编目（CIP）数据

整形美容与当代艺术 / 韩啸编著 . –– 北京：中国商业
出版社，2017.9

ISBN 978-7-5044-9905-9

Ⅰ . ①整… Ⅱ . ①韩… Ⅲ . ①美容 – 整形外科学Ⅳ .
① R622

中国版本图书馆 CIP 数据核字 (2017) 第 128727 号

责任编辑：王彦

中 国 商 业 出 版 社 出 版 发 行

010–63033100　www.c-cbook.com

(100053 北京广安门内报国寺 1 号)

新 华 书 店 经 销

济南新先锋彩印有限公司

＊ ＊ ＊ ＊ ＊

710 毫米 ×1000 毫米　1/32 开　14.5 印张　20 千字

2018 年 2 月第 1 版　2018 年 2 月第 1 次印刷

定价 :120.00 元

＊ ＊ ＊ ＊ ＊

(如有印装质量问题可更换)